QUELQUES

RECHERCHES ET OBSERVATIONS

SUR

LES EAUX MINÉRALES

DE

LABARTHE DE NESTE

(HAUTES PYRÉNÉES.)

Par M. MONTAGNAN médecin, ancien élève des hopitaux de Paris.

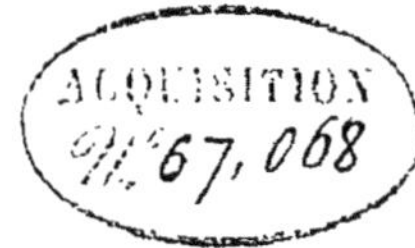

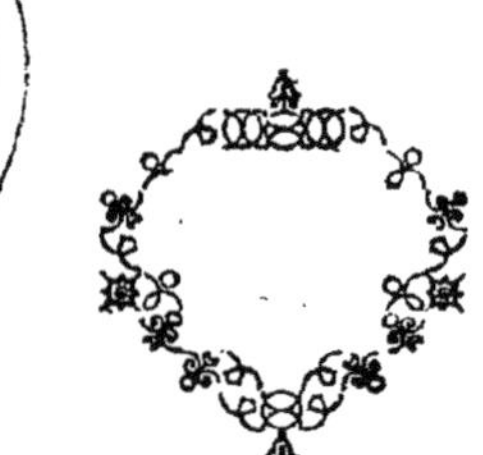

Saint-Gaudens,
IMPRIMERIE DE J.-P.-S. ABADIE.

1844.

AVANT-PROPOS.

Le médecin qui veut introduire dans la science un nouvel agent thérapeutique ne peut manquer de rencontrer de sérieuses difficultés : l'indifférence des uns , l'opposition systématique des autres , la défiance de tous , tels sont les obstacles qu'il aura à vaincre , et qui l'attendent , dès la première annonce du nouveau médicament. Lorsqu'il y a 7 ans, je me mis à l'étude des eaux de Labarthe , je ne me dissimulai pas que je trouverais dans les esprits les dispositions que je viens de signaler , et il n'a fallu rien de moins que la certitude que j'acquis dès les premiers pas , d'être utile à l'humanité et à la science , il n'a fallu rien de moins que le sentiment intime de la bonne foi qui présidait à mes recherches pour m'encourager à les continuer. Cependant , s'il est des médecins qui toujours combattent systématiquement en pareil cas , s'il est des médecins qui, redoutant les piéges du charlatanisme, se font tout d'abord une position d'incrédulité , souvent trop légitime, il est aussi de bons et sages praticiens qui , reconnaissant la diversité , et , peut-on dire , la spécificité d'action des eaux minérales , se rappellent les mécomptes que la pratique offre tous les jours dans leur administration et accueillent sans défaveur l'annonce d'une source nouvelle , qui peut leur fournir de nouvelles ressources contre l'opiniâtreté d'un grand nombre de maladies.

C'est sur le concours de ces praticiens que nous avions compté pour vérifier les eaux de Labarthe , et la bienveillance avec laquelle ils ont encouragé nos essais , en nous envoyant de nombreux malades, prouve qu'ils n'ont pas confondu l'eau que nous soumettions à leur examen d'une manière toute scientifique, avec ces nombreuses panacées qu'on présente tous les jours au crédule public, escortées de toutes les séductions du charlatanisme J'ai été grandement dédommagé par leur confiance, de tous les commérages et de toutes les entraves qu'une basse jalousie suscitait autour de moi, pour retarder ou empêcher mes expériences. Aussi je leur envoie en récompense les bénédictions des malades qu'ils ont ainsi guéris ou soulagés: pour les médecins malveillants, ils sont assez punis de voir s'accroître la prospérité des eaux de Labarthe, d'avoir été forcés plus d'une fois d'y envoyer leurs malades, et de s'être complètement trompés sur cette nouvelle ressource thérapeutique.

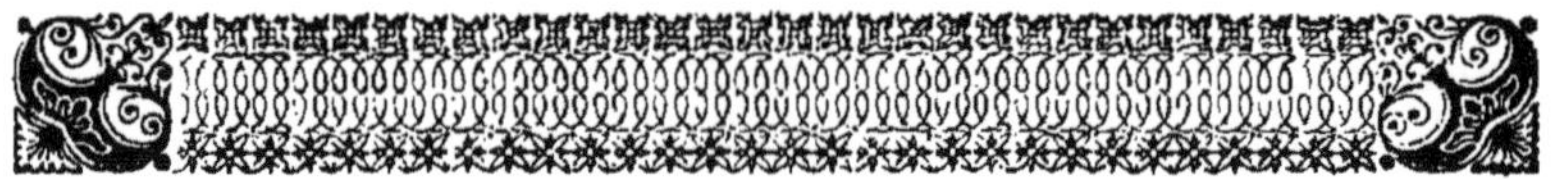

QUELQUES RECHERCHES ET OBSERVATIONS SUR LES EAUX MINÉRALES DE LABARTHE DE NESTE.

Quand on a lu le travail de MM. Latour et Rosières sur l'eau minérale de Labarthe, on est tenté, ou de croire à l'homéopathie, ou de révoquer en doute la chimie et les propriétés que le cri populaire attache depuis long-temps à cette source. Aussi, il faut l'avouer, c'est avec une défiance bien prononcée que je me suis mis à la recherche de ses vertus, et encore ne me suis-je décidé qu'aux sollicitations d'hommes graves et consciencieux qui se présentaient à moi, comme une preuve vivante de ce que publiait la renommée. En vérité, j'ai le malheur de ne pas croire aux illusions de l'homéopathie, mais à force de preuves, après avoir vu une infinité de malades qui venaient souvent, contre le gré de leur médecin, guérir à Labarthe, il m'a bien fallu renoncer à mon scepticisme pour ces eaux. On aura beau objecter que leur analyse, du moins celle qui a été faite jusqu'ici, n'y a découvert qu'une infiniment petite quantité de substances, et que partant, il est absurde de leur attribuer quelque vertu ; les faits sont là, et je crois : Je crois d'autant plus que la chose paraît absurde, et le *credo quia absurdum*, si célèbre dans les écoles théologiques, et si vrai quand on veut en creuser le sens, me semble s'appliquer merveilleusement aux recherches thérapeutiques, et surtout aux eaux minérales.

Que m'importe à moi que je ne puisse pas m'expliquer pourquoi tel remède guérit, pourvu qu'en effet il guérisse ? Je me défie moins de ce remède que de la médication la plus rationnelle, parce que celle-ci peut n'être qu'une vue de l'esprit. Un bon logicien peut facilement m'induire à erreur, si les principes d'où découlent ses corollaires sont erronés. Or, il faut bien l'avouer, les principes sont rares dans notre art comme dans tous les arts, et par conséquent ce qui est rationnel doit toujours être un peu suspect. Mais qu'un moyen, quelque irrationnel qu'il soit, fut-il en opposition avec toutes les idées reçues, que ce moyen ait reçu sa sanction du temps et de l'expérience, ou d'un ou plusieurs hommes éminents, je suis disposé à y croire, parce qu'il est nécessaire qu'une vérité absurde, c'est-à-dire invraisemblable, soit bien vraie pour avoir trouvé créance.

Voilà pourquoi, dès mon retour dans nos belles montagnes, j'ai crû à l'efficacité des eaux de Labarthe. En vain avais-je contre moi l'analyse de ces eaux qui ne prouve rien, ou qui semble parler contr'elles, en vain me fallait-il heurter l'opinion de presque tous les médecins du pays, ces eaux guérissaient, souvent au grand désespoir de quelques jaloux, je crus. Je fis plus, je me mis à l'œuvre pour savoir dans quels cas elles guérissaient, plaçant les faits authentiques au dessus des idées préconçues et des raisonnements les plus subtils.

Je me rendis donc à l'établissement qui était alors formé de quelques planches mal jointes, où l'on avait accommodé tant bien que mal quelques cinq baignoires. Les plus beaux thermes n'ont pas eu une origine plus brillante. Aussi n'eus-je pas de peine à me consoler de ce dénûment et de cette détresse, lorsque pour la première fois je tournai mes regards vers le magnifique paysage qui, de ce point, se déroule aux yeux enchantés des spectatateurs. J'aperçus alors dans un avenir lointain toute la prospérité de Labarthe et de ses eaux

Je m'attacherai dans cet opuscule à donner succintement une notice historique sur la localité et sur les eaux de Labarthe : ce sera le sujet de la première partie. Dans la seconde, je dirai les résultats que j'ai obtenus des expériences relatives à l'influence des bains simples et des bains de Labarthe sur l'organisme. Dans la troisième, je rapporterai les observations les plus saillantes que j'ai recueillies, et j'en tirerai les conclusions les plus rigoureuses : ce sera le complément de mon travail.

1re. PARTIE.

Le site où vient sourdre l'eau de Labarthe, est éminemment pittoresque, et c'est une chose connue, pour qu'une source minérale attire un grand concours de malades et opère des cures, il ne suffit pas que ses effets thérapeutiques soient constatés, il faut aussi qu'on trouve dans la localité qui la possède toutes les aisances de la vie, des promenades agréables et des moyens de distraction. Tout cela modifie avantageusement le moral de celui qui souffre. C'est de cette manière qu'il est vrai de dire que les eaux agissent comme moyen d'hygiène. Quel changement il s'opère chez le malade qui se rend aux eaux !

Voyez cette jeune femme habituée au luxe des villes, se couchant au milieu de la nuit, se levant après midi, confinée le reste du jour dans un salon parfumé où la lumière pénètre à peine; si elle se décide à sortir par un temps beau, sa voiture est bien close; sa table est fournie de mets variés et dont le goût est d'autant plus relevé que l'appétit est plus fantasque. Voyez-la en proie à mille passions, tantôt gaies ou tristes, tantôt bonnes ou mauvaises, et surtout à l'ennui, cette plaie qui tient au cœur les gens riches et les oisifs. Bientôt son appétit se perd, ses digestions languissent et se troublent, tout son système nerveux est exalté. En vain son médecin appelé à porter remède à tant de maux veut-il changer ses habitudes, sa volonté va heurter et se briser contre l'impossible, c'est alors qu'il ordonne les eaux.

Quel changement pour cette jeune femme! et d'abord le voyage doit entrer en première ligne de compte. Puis arrivée dans les montagnes où sont ordinairement situées les eaux minérales, elle respire un air plus pur. Là, plus de bals, plus de spectacles, plus de fêtes, plus de folles passions; et à leur place la volonté du médecin inspecteur qui vous fixe l'heure du bain, de la douche, suivant l'affluence des baigneurs.

Voyez ce banquier, ce jurisconsulte, ce négociant qui a traversé les mers, cet homme politique; ils ont tout oublié pour une vie toute nouvelle, toute matérielle, peu intellectuelle à la vérité, mais qui convient si bien à la santé. Ils n'ont apporté avec eux ni le souci des affaires, ni l'amertume et la fougue des passions, ni l'embarras du foyer domestique, ni les intrigues politiques, ni la fatigue des devoirs soucieux, mais seulement le désir et la pensée de se délivrer de leurs maux.

Il n'est pas jusqu'à nos paysans qui n'éprouvent les bienfaits de cette influence hygiénique; trop heureux quand la cupidité et l'avarice n'apportent pas d'obstacle à leur guérison que favorisent si bien le repos dont ils jouissent aux eaux.

S'il est incontestable que toutes les circonstances que je viens d'énumérer sont en aide à l'action médicatrice des eaux minérales, il n'est pas moins vrai que ces dernières offrent au médecin qui sait bien manier ce moyen des ressources thérapeutiques qu'il pourrait difficilement remplacer. Donc, à mon avis un établissement de bains ne peut manquer de rendre à la thérapeutique d'éminents services, lorsqu'il réunira comme Labarthe, l'efficacité des eaux à l'agrément des lieux, et qu'il sera d'ailleurs entouré de certains accessoires que l'on a trop négligés jusqu'à présent.

Notre département, si riche en eaux minérales, n'en tire pas tout le parti possible; et sans entrer dans tous les détails que comporte une pareille matière, je ne conçois pas qu'un établissement thermal, ne possède pas des douches froides et chaudes, des étuves et des salles de repos, afin que le malade puisse, sous la direction du médecin, retirer des eaux tout le bien qu'il est en droit d'en attendre, et n'en perde pas l'effet, ou n'agrave pas son état, en s'exposant, en sortant du bain, au contact si dangereux d'un air froid ou humide sur la surface cutanée devenue plus impressionnable.

Si les établissements d'eaux thermales artificielles comptent de nombreuses guérisons, avouons qu'ils les doivent plutôt à la perfection des soins hygiéniques qu'à l'heureuse imitation des eaux naturelles. Comment en effet l'art imiterait-il ce qu'il ne connaît pas ou ce qu'il ne connaît que d'une manière bien imparfaite? La nature intime de la compositon des eaux a échappé jusqu'à ce jour à nos plus habiles chimistes, bien qu'ils les aient soumises au creuset de l'analyse la plus déliée et la plus intelligente.

Peut-on espérer que les voies nouvelles dans lesquelles la chimie vient d'entrer serviront plus utilement les intérêts de la thérapeutique sous le rapport des eaux minérales? Certes les discussions qui s'élèvent tous les jours dans la science ne donnent pas de telles espérances ; les doctrines, qu'on croyait les mieux établies, viennent tout récemment d'être bouleversées. Pour mon compte, dans l'état actuel de révolution de la chimie, je ne pense pas qu'on puisse soutenir avec M. Pariset qu'on trouve aux Néothermes, rue Chantereine, ce qu'il y a d'essentiel dans nos eaux des Pyrénées. Que ceci soit dit seulement en passant : jamais ces *nymphes Batardes*, comme les appelait Bordeu, ne rivaliseront avec les eaux naturelles, même sous le rapport chimique, surtout si nous possédons aux Pyrénées tous les appareils et tous les perfectionnements que l'art a inventés pour l'administration des eaux factices.

On a beaucoup vanté l'air pur des Pyrénées et on lui a attribué une grande partie des cures qu'on y observe tous les ans. Mais si cette opinion est fondée sous quelques rapports, et s'il fait les frais d'une partie de la guérison dans quelques maladies qui souvent ont résisté à l'action des eaux artificielles, n'est-il pas vrai aussi que dans bon nombre de maladies son action contrarie l'effet de nos naïades bienfaisantes ? Pour ma part, j'ai vu plus d'une fois des douleurs névralgiques ou rhumatismales, momentanément guéries ou améliorées par les eaux, revenir par l'inprudence des malades qui s'étaient exposés en sortant du bain, au contact d'un air frais et humide. Il serait donc important d'éviter ces inconvénients en construisant des salles de repos où l'on pourrait attendre que la peau fut moins impressionnable et où l'on pourrait administrer, selon les cas, le massage et quelques autres pratiques qui aident si puissamment aux cures des Néothermes, telles que les frictions, les octions, la flagellation etc.

Les douches, moyen thérapeutique si énergique, les bains d'étuves qu'on ne connait presque pas dans toutes nos contrées, ne devraient-ils pas être les auxiliaires indispensables de nos eaux thermales? Faut-il désespérer que ces moyens héroïques soient un jour appelés à soulager les maux de la classe indigente? Les bains avec presque tous les accessoires que nous venons de nommer constituèrent pendant long-temps presque toute la médecine des Romains, et maintenant encore sous des latitudes bien différentes, en Allemagne, en Turquie et en Russie, on les emploie, non seulement comme moyen hygiénique, mais comme un agent thérapeutique sur lequel l'expérience et des succès nombreux ont appris à compter. Qui n'a pas lu, aux rapports des voyageurs, le luxe des bains à l'orientale? Qui ne sait que ce moyen, tombé en désuétude, a été remis en usage à Paris et dans les grandes villes de France? Mais le prix considérable de ces bains, l'ignorance et les préjugés les ont empêchés de jouir de toute la faveur qu'ils méritent. Il serait pourtant à désirer que des établissements s'élevassent, où, pour un prix modique, tout le monde put par un bain de vapeurs entretenir ou rétablir la transpiration cutanée. Cela serait bien facile dans tous les établissements thermaux où l'on est obligé de chauffer l'eau. Ce serait un immense servie rendu à la classe indigente, chez laquelle la malpropreté engendre tant de maux. A Rome, à l'époque de sa splendeur, chaque citoyen pouvait user de ce moyen, et même la magnificence de quelques personnages lui offrait des bains sans rétribution. Avis aux philantropes.....

Pourquoi ne pas seconder de ces moyens accessoires, dont je viens de parler, l'excellent effet de nos eaux ? Que de ressources de plus pour un médecin habile à les manier! Si j'insiste aussi long-temps sur cet objet, c'est que, dans la construction de l'établissement de Labarthe[1], on a tenu peu de compte de mes observations à cet égard, observations qui touchent pourtant à l'intérêt réel de la commune, autant qu'au bien de l'humanité. Heureusement qu'il est facile de réparer les omissions, et j'espère que ces réparations seront faites avant long-temps.

Situation de Labarthe.

La Source vient sourdre sur le penchant d'un coteau d'où l'on contemple avec délices cette vallée de la Neste, si fraiche, si riante et si variée. Les avenues de l'établissement sont de tous côtés faciles; en effet, il est situé à cent mètres de la route royale d'Auch en Espagne. Cette route qu'on va rectifier s'en approchera encore davantage et conduit en deux heures aux vallées si pittoresques d'Aure et de Lauron. Le canal de la Baïse, ou le canal des Pyrénées, s'il vient un jour à exécution, dominera de quelques mètres les thermes de Labarthe, et offrira aux baigneurs un spectacle ravissant. Labarthe aboutit par des routes très pratiquables et très fréquentées à Bagnères-de-Bigorre, par Capvern qui n'en est éloigné que de sept kilomètres, à Tarbes et à Toulouse, par Lannemezan qui n'en est éloignée que de quatre kilomètres. Un service régulier de diligences conduit plusieurs fois par semaine de Labarthe à Bagnères, et je ne doute pas que beaucoup de malades, qui vont demander leur guérison aux thermes de cette ville, ne soient conduits dans certains cas à venir essayer de nos eaux. C'est ce qui est déjà arrivé dans beaucoup de circonstances, et je puis le dire, avec succès, sans chercher à nuire et à porter aucune atteinte à des eaux dont la juste renommée se soutient depuis tant de siècles.

Ressources et avantages du pays. — Promenades.

On trouve à Labarthe toutes les aisances de la vie. Les maisons y sont bâties avec goût et tenues avec une propreté remarquable, chose assez peu commune dans les Pyrénées. On doit en mentionner plusieurs où l'on peut se loger commodément, selon les besoins et les exigences de chaque fortune. Dans ce nombre sont compris deux hôtels, qui, bien que modestes dans leur allure et dans les prix qu'ils exigent des voyageurs, ne laissent rien à désirer sous le rapport de l'abondance et de la variété des mets. La maison puissante des vicomtes de Labarthe, en fixant sa résidence dans cette localité, en avait apprécié tous les avantages. Là, on effet, abondent les fruits, le gibier et le poisson des montagnes, à côté des tributs fournis par la plaine.

Le plaisir et la distraction sont aussi des remèdes, et souvent ils favorisent l'action des eaux minérales. C'est surtout à cause de l'exercice qui en résulte que les promenades sont recommandées aux malades qui fréquentent les eaux. Le mouvement et les distractions contribuent en effet, dans beaucoup de cas, au rétablissement de la santé. Il faut pour cela qu'elles offrent un attrait puissant, par la variété des sites, par une nature imposante et grandiose, et féconde en souvenirs. Sous ce rapport, peu de localités sont mieux favorisées que Labarthe. Rien n'est plus riant et plus gracieux que le magnifique tableau qui, du coteau où est situé l'établissement, se présente aux regards.

Il est dans nos contrées, si riches en points de vue, peu de paysages aussi riches et aussi variés. De là en effet, on domine toute cette belle vallée de la Neste, si puissante en végétation, bornée au nord et à l'ouest, par un rideau magnifique de chênes séculaires. Ces arbres majestueux semblent dire aux bruyères arides qui couvrent le plâteau de Lannemezan : *vous n'irez pas plus loin*. Et en effet, c'est là que commence cette culture si belle et si variée, cette immense prairie, arrosée par les eaux de la Neste, qui s'étend jusqu'à la Barousse, sans cesse interrompue par des milliers de maisons et de bosquets. Cette vallée qui semble se terminer à Héches, se trouve resserrée d'un côté, à l'ouest, par le coteau des Landes qui la domine, et à l'est, par

2.

les monticules de Lorthet et de Montoussé. Là, elle s'agrandit en face de Labarthe, et pour la contempler à l'aise dans toute son étendue, il faut gravir jusqu'aux ruines du château féodal de Montoussé. Là, assis sur le roc aride, vous voyez d'un côté les monts sourcilleux des Pyrénées, couverts d'arbres touffus ; à vos pieds, la Neste roule ses flots limpides et purs pour répandre au loin la fertilité et la fraicheur. Tournez vos regards du côté opposé: quel mélange de prés, de bois, d'eau, de moissons, de hameaux, de villages ! qu'elle fraicheur de coloris, quel luxe de parure, quelle exubéranc de vie et de végétation ! Je laisse à des plumes plus habiles que la mienne le soin de décrire un pareil tableau. J'ajouterai seulement que tous les voyageurs s'accordent à trouver ce site merveilleux et un des plus beaux des Pyrénées. Labarthe est sans contredit le point le plus central et le plus remarquable de l'arrondissement de Bagnères, et j'ose dire que la nature semble l'avoir destiné pour devenir une importante cité et le chef-lieu d'arrondissement.

Parmi les promenades que l'on peut proposer aux baigneurs, je citerai les forêts majestueuses qui touchent à l'établissement dont les sentiers ombragés offrent un agréable refuge contre la chaleur du jour. Là, on peut pendant plusieurs heures parcourir les sites les plus variés, et sans fatigue aucune récréer son esprit des plus douces images. La promenade que le plus grand nombre choisiront de préférence, est une visite aux forges de Héches, l'établissement industriel le plus remarquable du pays, qui donne le mouvement et la vie à toute la contrée.

Mais en passant, on s'arrêtera à Lorthet, joli village sur les bords de la Neste, et l'on visitera la grotte située sur la rive droite, qui a servi, dit-on, de refuge à deux pieux solitaires. De cette grotte on domine tout le hameau, et l'on peut se mirer pour ainsi dire dans les flots limpides de la Neste.

Dans la même course on pourra visiter Sarrancolin, petite ville remarquable par son antiquité. C'est la clef de la vallée d'Aure, et si on fermait les portes qui en faisaient autrefois une place forte, il serait impossible de pénétrer dans les vallées d'Aure et de Louron, plus curieuses et plus variées que celles de Campan et du Bastan. A Sarrancolin, on visitera l'ancien prieuré avec son église et son clocher aux formes peu communes qui les ont fait classer parmi les monuments que la nation tient à conserver. On visitera encore la grotte de Sarrancolin ou d'Ylhet, la plus remarquable, sans contredit, que renferment les Pyrénées, soit par la beauté des stalactites, soit par la diversité des images qu'elles ont formées dans des cavités immenses. Cette petite ville, si pleine de vie au moyen-âge, n'est plus la capitale de la vallée d'Aure, comme on disait autrefois. Arreau l'a deshéritée et a tout attiré à elle. C'est donc à Arreau qu'iront se reposer les voyageurs, soit qu'ils se rendent à Bagnères-de-Luchon, par la vallée si pittoresque du Louron, après avoir visité le lac de Séculéjo, dans la vallée de Larboust, et les ports de la Pés et de Claratide, voisins de l'Espagne, soit qu'ils aillent par le val d'Aragnou et le port de Vielsa, le val de Riou-majou, visiter l'Espagne, ou faire une chasse à l'ours ou aux isards.

On peut dans un jour, de Labarthe se rendre à Bagnères-de-Luchon par la vallée du Louron, et le lendemain parcourir la vallée de Barousse, visiter Saint-Bertrand et rentrer à Labarthe. C'est une course éminemment pittoresque et attrayante que je recommande aux amateurs.

La centralité et la belle position de Labarthe la mettent en rapport de communication facile avec toutes les localités de l'arrondissement de Bagnères, de telle sorte que je puis renvoyer à l'ouvrage de M. Lemonier qui fait connaitre avec tous les détails désirables les choses les plus remarquables de nos établissements thermaux et de notre département.

Ancienneté de Labarthe.

Labarthe fut pendant long-temps le siége d'une Vicomté de ce nom, laquelle eut son origine à l'époque où les restes des Sarrasins, échappés à Charles Martel, dans les plaines de Tours, se réfugièrent dans les gorges de nos Pyrénées. Les braves originaires de la vallée d'Aure, à l'aide d'un Roi d'Aragon, leur voisin, chassèrent, les infidèles, et se donnèrent pour seigneur et maître ce même roi qui les avait aidés à reconquérir leur liberté. Ceci est historique et l'on peut voir dans les chroniques ecclésiastiques du diocèse d'Auch, par don Louis Clément de Bruxelles, P. R. Camérien et doyen du chapître abbatial de Simorre, la généalogie des Comtes de ce diocèse.

Le roi d'Aragon dont nous avons parlé et auquel la vallée d'Aure, dont Labarthe est la clef, s'était donnée par reconnaissance, en céda l'administration à un prince de sa famille qui prit le titre de Comte d'Aure. Ce prince qui avait nom Arnaud, eut deux fils qui se partagèrent sa succession. Garcie Arnaud eut pour lui le Vicomté d'Aure, Auriol Mense eut celle de Labarthe et toute la vallée de Neste. Ses successeurs et lui ne prirent que le titre de Vicomtes. Auriol Mense eut trois enfants, dont l'un nommé Garcie fut archevêque d'Auch 1025.

Sanche 1er de Labarthe, fils aîné d'Auriol Mense reccueillit sa succession, et conjointement avec son frère, Ayméric, rendit hommage le 12 mars 1078 à Centule 1er et à son épouse Béatrix, Comtes de Bigorre, pour les terres et fiefs qu'ils possédaient en Bigorre. C'est ce même Sanche, qui rétablit la même année, conjointement avec le Comte Arnaud et Otger, Evêque de Comminges, Pons, abbé de Simorre, dans le monastère de Sarrancolin, dont l'église et quelques autres restes peuvent être visités encore aujourd'hui, comme monuments curieux de cette époque féodale.

Auger, fils de Sanche, qui lui succéda, eut quatre enfants, Arnaud Guillaume qui fut son successeur, et son héritier, Arnaud Esparc, qui ne fut rien, Odon Guillaume qui fut moine à Simmorre, et Bernard qu'on croit avoir été le 1er abbé de l'Escale-Dieu, joli couvent situé sur les bords de l'Arros, à deux heures de Labarthe.

Arnaud Guilhaume 1er eut de Navarre, son épouse, un fils nommé Sanche, qui lui succéda, et Mascareuse, qui épousa Géraud quatre, comte d'Armagnac. Sanche épousa la fille de Guy de Comminges et de Bertrande d'Aure, leur héritière de cette vallée, et se trouva ainsi, par cette belle alliance, seigneur des riches domaines qui formèrent les quatre vallées d'Aure, de la Barousse, de Magnoac et de la Neste.

Il m'a paru intéressant de mettre à jour rapidement ces faits historiques, pour faire voir à quel degré de puissance étaient parvenus les Vicomtes de Labarthe, descendants des Rois d'Aragon, dont ils portaient les armoiries à quatre pals de gueules d'or, qui s'allièrent aux plus puissantes maisons de France, qui formèrent les familles de Giscaro, de Lassegan, de Lamazère, de Lahaye, de Lamaguère, de Colomer et autres ; qui ont fourni à l'église des évêques et des Archevêques, et à l'armée des lieutenants généraux et des maréchaux de France. Et de tant de grandeur et de puissance, que reste-t-il à Labarthe ? Les débris d'un château à peine connu, quelques masures encore debout qui dominent la vallée qu'arrose la Neste ! Mais non, je me trompe: tous les monuments de ces seigneurs n'ont pas péri : il reste d'eux des chartes remarquables par les privilèges qu'ils octroyaient au peuple. Ainsi en 1300, en 1303 et en 1316, Bernard de Labarthe, comte des quatre vallées, les dota de constitutions où se fait remarquer la sagesse du législateur; il ne recule devant aucun sacrifice pour ses enfants des montagnes, amis de la liberté ! Le peuple seul avait le droit de faire partie des assemblées nationales, et de régler ses affaires.

L'amour de la liberté fit repousser aux habitants des quatre vallées les sollicitations du Roi d'Aragon de se soumettre à sa couronne, et ce n'est qu'au moyen de privilèges étendus qu'ils se rangèrent sous la domination du Roi de France, en 1475. Les conditions étaient belles ; ils ne payaient aucunes *tailles ou autres impositions que tant seulement pour contribuer au payement des gens de guerre, ce qui fut fixé ensuite* à 941 *livres tournoi.* On stipula aussi qu'ils ne pourraient jamais être soumis à aucune autre puissance que celle du Roi.

Plusieurs Rois de France ont reconnu par des chartes spéciales les privilèges dont nous venons de parler. Ils ont depuis possédé les quatre vallées, comme une seigneurie irrévocablement unie à la couronne de France. Ainsi Louis XI confirme les anciens privilèges en 1475. Charles IX en 1564, Henri III en 1579, Henri IV en 1594 et en 1608, Louis XIII en 1612, en 1615 et en 1618, Louis XIV par ses lettres patentes de 1656 et par des arrêts du conseil d'état de 1661, de 1669, de 1679, de 1689 et de 1690, et enfin Louis XV les a de nouveau confirmés par ses lettres patentes, du premier février 1718.

Les quatre vallées conservèrent leur état jusqu'en 1789, époque à laquelle elles furent réunies aux domaines de Bigorre, et c'est par un décret du 4 février 1790, que sur la proposition de Barrére, l'assemblée nationale forma de ces deux pays réunis le département des Hâutes-Pyrénées.

Labarthe fut pendant long temps le siége de la justice des quatre vallées. Pendant la révolution un district y fut établi ; enfin Labarthe est aujourd'hui le chef lieu de canton de ce nom et possède un marché (*) qui se tient tous les vendredi, et tout semble faire espérer, que le commerce et l'industrie rendront à cette localité, si heureusement favorisée de la nature, le mouvement et la vie auxquels semblent l'avoir destinée son admirable position de centralité dans l'arrondissement, et les richesses du sol qui l'entoure.

La découverte des eaux de Labarthe ne remonte pas à une époque reculée. On n'a pas, dumoins jusqu'à ce jour, dans les fouilles qui ont été faites, trouvé de débris de monuments anciens, de telle sorte que si cette source a été connue des comtes d s quatre vallées ou plus anciennement, toujours est-il qu'on ne trouve aucune trace d'établissement de bains. Cependant la tradition, depuis longues années, lui attribuait des propriétés merveilleuses, et une dénomination particulière (la hount des cas) (**) prouve d'une manière incontestable qu'on avait su la distinguer des autres sources qui viennent jaillir non loin d'elle, dont elle différait d'ailleurs par des propriétés physiques. On savait depuis long-temps que des chiens galeux, et d'autres animaux domestiques affectées de plaies incurables par d'autres moyens, ou de maladies cutanées, avaient été guéris presque miraculeusement. Quelques personnes avaient d'a-

(*) Nota. Ce marché a été restauré par les soins et sous l'administration de M. Maleplatte, maire de Labarthe.

(**) Fontaine des chiens

près cela fait avec succès des expériences sur elles mêmes pour des maladies rebelles et invétérées. Cette source était déjà fort accréditée dans le pays, lorsque MM. Camferran, garde général, et Porterie négociant à Labarthe, animés par des sentiments philantropiques, appelèrent l'attention du conseil municipal sur cet objet, et firent tant par leurs essais, par leurs démarches et par leurs propositions (*) que la commune fit construire une cabane modeste où l'on s'est baigné jusqu'en 1844. Les cinq baignoires en bois que l'on y avait établies ont été bientôt insuffisantes. En effet, les malades qui y sont guéris ont tellement accru la renommée de cette source dans l'espace de cinq à six années, qu'on a senti la nécessité de faire élever un nouveau bâtiment à côté de celui qui vient de servir aux essais.

L'établissement de Labarthe, bâti en 1843, appartient à la commune. Il s'élève sur le penchant du coteau où jaillit la source, dans le point le plus favorable aux constructions. Abrité des vents du nord et même des vents de l'ouest par le coteau auquel il est adossé, il regarde le midi et fait face à la vallée que l'on peut embrasser presque d'un coup d'œil, jusqu'aux montagnes de Héches. Il se compose : d'un batiment qui contient exclusivement des cabinets de bains au rez-de-chaussée, et de deux ou trois chambres pour le fermier. Cet établissement

(*) Ces MM. proposèrent à la commune de faire bâtir un établissement à leurs frais, ne demandant que l'intérêt de leur argent du moment seulement où l'établissemsnt couvrirait les dépenses.

se présente d'une manière assez gracieuse, quoiqu'il n'ait rien de bien remarquable dans son architecture. L'entrée, formée de trois arceaux en pierre de taille, permettait d'espérer un corridor plus large ; mais il offre cependant une promenade assez commode sur ses dalles en pierre. La buvette, comme dans tous les établissements, est à l'entrée ; enfin tel qu'il est, on peut s'y baigner et s'y reposer commodément et proprement ; il est facile de l'agrandir et même de l'embellir.

La commune, il faut le dire, n'avait pas de grandes ressources à affecter à cet établissement, et sans l'activité et la bonne administration de M. Maleplate, commandant en retraite et Maire de Labarthe, je doute qu'on fut sitôt parvenu à le construire.

Epoque des eaux.

La saison commence à Labarthe vers le premier mai et se termine vers le quinze octobre, et quelques fois plus tard. L'été est généralement fort beau dans ce pays, et on n'y voit guère de longues perturbations atmosphériques. C'est pour cette raison sans doute que la saison des eaux est plus longue à Labarthe que dans d'autres localités situées au sein des montagnes. Néanmoins les mois les plus favorables sont ceux de juin, de juillet et d'août et la première quinzaine de septembre.

Sources.

Il n'existe à Labarthe qu'une seule source minérale qui fournit l'eau pour les bains et pour la buvette. C'est cette source unique que je vais examiner sous le rapport de ses propriétés chimiques et physiques. Plus loin je traiterai de son influence sur l'économie animale.

Cette source, qu'il serait difficile de classer parmi les eaux minérales connues, a été l'objet d'un travail de MM. Latour et Rosières, pharmaciens qui l'ont examiné seulement sous le rapport chimique. voici le résultat de leur analyse :

GAZ.

Acide carbonique	0	60	centig.
Oxigène.	0	60	
	2	28	

SELS ET GLAIRINE.

Hydrochlorate de Soude.	0. 015
Hydrochlorate de Magnésie.	0. 018
Sulfate de Magnésie.	0. 022
Carbonate de Magnésie.	0. 024
Carbonate de Chaux.	0. 012
Carbonate de Fer.	0. 004
Silice.	0. 004
Glarine Ouburégine.	0. 014
Perte.	0. 003
	0 125

Je n'entrerai pas dans la discussion de cette analyse, qui vaut bien celle de M. Baruel, dont aucun chimiste n'a suspecté ni le talent, ni la bonne foi. (*) Au reste, l'absence d'une part, et de l'autre l'infiniment petite quantité de substances qu'on y découvre, les rapprochent et en font une eau homéopathique, qui n'a peut-être pas d'analogue dans la science. Je dois dire cependant, pour être juste, que MM, Rosières et Latour ont fait l'analyse sur les lieux et que M. Baruel n'a eu à sa disposition qu'environ un littre d'eau, ce qui peut expliquer la différence.

Je regarde l'analyse qui a été faite comme très consciencieuse : MM. Rosières et Latour ont fait ailleurs leurs preuves et sont tous deux regardées avec raison comme d'habiles chimistes. Cependant, il faut convenir que si jamais la chimie a été en défaut, c'est dans cette circonstance. Je défie tous les chimistes de contrôler, au moyen de cette analyse, les observations que je citerai plus tard, et qui sont, je crois de nature à ne laisser aucun doute sur la vertu des eaux de Labarthe. L'analyse chimique d'une source, n'a à mon avis, d'autre valeur que de servir de contrôle aux observations médicales dont elle est l'objet. C'est un moyen si l'on veut, de satisfaire l'esprit et d'expliquer bien imparfaitement, comment telle eau guérit dans tel ou tel cas. Mais cette explication sera toujours très

---

(*) M. Baruel essaya par quelques réactifs, à Paris, un litre d'eau qu'on lui avait envoyée de Labarthe. Il prétentit, après cet essai, qu'on avait voulu se jouer de lui.

imparfaite et peu satisfaisante pour un esprit rigoureux et les réactifs chimiques ne feront jamais comprendre toute la puissance des eaux, soit qu'on y découvre des principes actifs, soit qu'on n'en constate point.

La source fournit 320 hectolitres d'eau en 24 heures, sa quantité est à peu près la même dans toutes les saisons. Avec un pareil volume d'eau, on peut donner cent bains ou douches, dans un jour, et en sus alimenter la buvette. Je dois ajouter, que dans les fouilles qui ont été faites jusqu'à ce jour, on n'a pas réuni tous les filets d'eau qui s'égarent au milieu d'un terrain mouvant, et que tout porte à croire même que le filet principal va sourdre à 150 mètres au dessous de l'établissement, mêlé à d'autres eaux. J'ai en effet examiné avec soin le filet volumineux dont je parle, et j'ai reconnu à des caractères physiques, en tenant compte du mélange avec d'autres eaux, qu'il avait une grande analogie avec la source de l'établissement. Les réactifs ne pouvaient m'être et ne m'ont été d'aucune utilité dans ces recherches à cause du mélange dont j'ai déjà parlé. Mais la propriété identique dans l'un et dans l'autre cas de ternir l'éclat d'un cristal limpide, l'état des lieux, et la conformité de température me donnèrent à penser que ce pouvait bien être la même eau. D'après cette opinion, je l'ai essayée dans des affections qui devaient me confirmer dans cette idée, puisqu'elle a produit des effets thérapeutiques, analogues à ceux de la source de l'établissement. Je dois ajouter que ces effets, ou plutôt les phénomènes produits par l'eau de Labarthe durant l'administration des bains sont pour moi un critérium qui m'inspire autant de confiance que les meilleures opérations chimiques.

L'eau minérale de Labarthe est limpide, inodore, un peu fade, mais n'a rien de désagréable au goût. Son poids, que j'ai évalué au moyen de petits vases à densité, est de 1,005 centigrammes. Sa température est de 11° réaumur. Elle ne noircit pas l'argent au contact. Exposée à l'air dans des vases ouverts elle se corrompt et répand une odeur désagréable.

Elle est douce au toucher et il suffit de s'en laver ou de s'y baigner, pour que la surface cutanée devienne souple et onctueuse. Il suffit d'y plonger un cristal et de l'en retirer à l'instant, pour que son éclat soit terni, comme si on l'avait plongé dans l'huile ou tout autre corps gras. La surface du cristal ressemble alors à un verre mal lavé, aux parois duquel l'eau s'attache en quelques points par gouttelettes, dans les endroits où n'a point touché la substance grisâtre et onctueuse qui le recouvre en d'autres endroits. La séparation s'établit entre l'eau et cette substance, comme entre deux corps qui n'ont point entr'eux d'affinité. Mais cela n'arrive qu'au contact de l'air ; car tant que le verre est rempli d'eau, il conserve sa transparence, mais à mesure qu'on le désemplit, le phénomène dont je parle se produit à l'instant.

C'est à cette substance gélatineuse, amorphe, n'offrant aucune trace appréciable d'organisation, que l'eau de Labarthe doit peut-être ses propriétés, du moins en partie.

De la Barégine.

On avait jusqu'en ces derniers temps confondu sous une dénomination identique, et la substance organique azotée, que l'on trouve dans le résidu de l'évaporation des eaux minérales sulfureuses, et les substances organisées, à filaments, dont M. Bory de Saint-Vincent, a depuis long temps formé un règne spécial sous le nom d'arthrodiées, en les rangeant dans diverses tribus sous le nom de conserves oscillaires, anabaines etc. etc. MM. Longchamp et Anglada n'avaient pas peu contribué à propager cette erreur en attachant chacun un nom particulier à ce produit que l'on trouve, tantôt sous forme gélatineuse, tantôt sous forme de filaments blancs, tantôt sous forme de magma à diverses couleurs. Il s'éleva entr'eux une grande discussion. M. Longchamp prétendait qu'il fallait lui laisser le nom de *Barégine*, parcequ il l'avait observée pour la première fois à Baréges. M. Anglada voulait lui substituer le nom de *Glairine*, parce que la substance qui se trouvait dans les canaux par où passait l'eau sulfureuse ressemblait à des glaires d'œuf, et que la substance en dissolution dans l'eau étant la même, il valait mieux lui donner le nom de *glairine*, diminutif de *laires*.

M. Fontan avec un bon microscope a dissipé tous les doutes, et tranché la question en enrichissant la science de faits utiles. Il a démontré que la substance gélatineuse peut être considérée comme un dépôt de la substance en dissolution dans les eaux, et qu'il existe dans toutes les sources d'une certaine température des substances organisées, d'une structure particulière, dont la forme, les habitudes et la couleur varient suivant les substances salines ou sulfureuses contenues dans les eaux etc. La substance gélatineuse à la quelle il conserve le nom de Barégine, ne peut être selon M. Fontan, le résultat de la décomposition, de conserves ou substances organisées, azotées, qui pourraient vivre au sein de la terre, On trouverait en effet, s'il en était ainsi quelques unes de ces plantes dans les tuyaux verticaux qui amènent ces eaux à la surface du sol et l'on devrait en trouver dans toutes les eaux.

L'air et l'eau sont une des conditions de leur existence, comme de toutes les plantes aquatiques. Enfin la substance gélatineuse est un corps inorganique, et ne doit point être confondue avec la substance filamenteuse, dont l'organisation est déterminée et dont les habitudes peuvent être étudiées. Il est très utile de distinguer ces deux substances parce que d'après la confusion qu'on en avait faite, on avait jugé de la quantité de la substance en dissolution, par la quantité de celles qu'on voyait sur le passage des sources : ce qui est une erreur.

« Si l'on examine, dit M. Fontan, les conduits de bois, ou autres, implantés verticalement dans le sol pour faire jaillir une source, on ne trouve aucune trace de substance gélatineuse, ni de substance filamenteuse, qu'au point de ce conduit qui est en contact avec l'eau et avec l'air. Elles forment là un petit cordon plus ou moins étendu, qui ne se prolonge pas au delà d'un demi pouce ou d'un pouce dans l'eau. Si on enlève ce cordon de substances, et qu'on examine avec soin pendant des heures entières l'eau qui remonte, jamais on ne la voit entrainer aucun vestige de substance filamenteuse. Quand à la substance gélatineuse, jamais je n'ai pu en voir non plus.»

Plus loin il ajoute : « tous mes efforts ont été inutiles pour reconnaître la quantité de cette substance (Barégine) par litre d'eau. Les divers procédés de la dessication que j'ai voulu mettre en usage pour dessécher le résidu qui la renferme ont été sans succès. Plus je desséchais, plus le résidu perdait de son poids, de sorte que je ne savais réellement à quel point m'arrêter, pour comparer le poids du résidu avant et après la destruction de cette substance par la calcination, pour déterminer le poids réel de cette substance.»

Les plus habiles chimistes ne sont pas plus avancés que M. Fontan, et je crois qu'il est impossible d'arriver à des résultats plus exacts. Le moyen employé par Anglada est aussi fautif, et tous les chimistes que j'ai consultés avouent qu'il est impossible d'arriver à des résultats plus exacts.

Que conclure d'après celà de l'analyse que j'ai déjà citée des eaux de Labarthe, où l'on évalue la quantité exacte de barégine par litre à 0, 14? Evidemment lorsque les chimistes les plus expérimentés avouent l'insuffisance de leurs procédés, il y aurait mauvaise grâce à prétendre qu'ils ont atteint le dernier degré d'exactitude dans cette circonstance. Il suffit de plonger un cristal dans l'eau de Labarthe pour qu'il se recouvre immédiatement d'une substance onctueuse ; si l'on l'y replonge à plusieurs reprises, la couche qui ternissait déjà son éclat devient plus épaisse. Cette substance est à mes yeux de la barégine tenue en dissolution dans l'eau, et qui est analogue à celle que l'on trouve dans les parois du bassin ou réservoir qui alimente les bains, et qui placée sur les charbons ardents, répand des vapeurs empyreumatiques ammoniacales. Si on prend un bain avec cette eau, la peau devient à l'instant douce, onctueuse, glissante. Je ne connais à aucune des substances que renferme l'analyse déjà citée, si ce n'est à la barégine, la propriété d'imprimer à la peau ce caractère, et certes elle doit être bien puissante et jouer par conséquent un grand rôle dans une eau minérale, si 0.014 par litre peuvent produire un pareil effet.

Soyons de bonne foi et avouons que dans cette circonstance, comme dans beaucoup d'autres, la chimie est en défaut et inhabile à expliquer les phénomènes dont je viens de parler. Disons que la barégine doit jouer dans l'eau de Labarthe un certain rôle, puisqu'elle s'y présente avec des caractères physiques si prononcés.

Depuis long-temps, M. Longchamp a fait observer que cette substance tapisse le fond des réservoirs et leurs parois dans les points que l'eau quitte et baigne alternativement, après y avoir été en contact plus ou moins de temps. M. Fontan a fait la même observation. Il semble que l'eau laisse sur les parois du réservoir des couches extrêmement minces de cette substance, et ces dépôts, qui se forment continuellement peuvent acquérir jusqu'à plusieurs pouces d'épaisseur.

Il s'est présenté aux bains de Labarthe une circonstance qui m'a permis de recueillir des quantités assez notables de cette substance. Une légère fente s'étant formée à la partie inférieure d'un des tuyaux de bois qui conduisaient l'eau froide, l'eau suintait par gouttelettes, en forme de stillicides. M. Fontan a trouvé aussi cette substance dans des cavités où l'eau suinte du plafond par gouttelettes. « Là elle prend, dit-il, une apparence stallactiforme, analogue à ces petits stallactites qu'on observe dans les grottes calcaires. On y voit très-bien une espèce de tube, avec un petit canal intérieur, pour conduire la gouttelette d'eau. Quand on examine au microscope, même avec la lentille qui grossit le plus, cette substance, au moment où on la recueille sous forme de plaques ou de tubes, on n'y trouve quand elle est recueillie sous l'eau, ou qu'elle en est constamment humectée aucune trace d'organisation. C'est comme si on avait sous le microscope une parcelle de gelée, formée par le suc d'un fruit, comme la gelée de groseille ou des pommes. »

J'ai examiné avec une bonne lentille cette substance avant de la déplacer de la partie inférieure du conduit où elle s'agglomérait à l'extérieur. Mais je n'ai point aperçu le canal intérieur dont parle M. Fontan, sans doute à cause de l'insuffisance de la lentille dont je me suis servi, et aussi peut-être parque le lieu où j'expérimentais était mal éclairé. Mais examinée à l'œil nu cette substance est limpide, et semblable aux corps vitrés de l'œil légèrement colorés. Celle dont parle M. Fontan est incolore, mais cette différence peut jusqu'à un certain point s'expliquer par la présence du fer dont on a trouvé des traces dans l'eau de Labarthe.

Les faits cités par M. Fontan dans ses recherches sur les eaux minérales des Pyrénées, autorisent à penser que le dépôt dont nous venons de parler, ou la barégine, se trouve en dissolution dans l'eau; que ce dépôt se forme à la manière de celui des substances calcaires dans les eaux chargées de bicarbonate de chaux, et que la substance gélatineuse n'est point le résultat de la décomposition de la substance filandreuse, comme l'a avancé à tort M. Séguin fils. Il serait oiseux de rapporter ce qu'a dit à ce sujet M. Fontan. Je renvoie à son ouvrage.

Je ne chercherai pas non plus à connaître l'origine de cette substance gélatineuse qui se trouve peut-être dans toutes les eaux froides ou chaudes, de source ou de rivière. Je crois qu'il faut abandonner cette recherche jusqu'à ce que la science ait, ou possède de nouveaux faits, et se contenter d'étudier ses propriétés. C'est, je crois, ce dont personne ne s'est encore avisé. J'ai entrepris depuis quelque temps cette tâche qui offre assez de difficultés, vû la quantité minime de barégine qu'il est permis de recueillir à l'état de pureté. J'espère cependant pouvoir, dans quelques années, donner le résultat de mes essais. En attendant voici de quelle manière elle se présente dans l'eau de Labarthe.

Je disais tout-à-l'heure que je n'avais pu découvrir l'espèce de tube dont parle M. Fontan dans la sustance que j'ai recueillie dans le tuyau qui sert de conduit. Il n'en a pas été de même dans le réservoir. En l'ouvrant avec précaution, après un certain laps de temps, on trouve dans la paroi supérieure, de nombreux dépôts de barégine. Je ne saurais mieux les comparer qu'à des rayons de miel dont les cellules seraient parfaitement agglomérées et adhérantes entr'elles par la base, mais se diviseraient par le sommet et seraient fermées, non pas, comme le dit M. Fontan, par une gouttelette d'eau, mais bien par de la glairine plus récemment déposée et qui retient dans ses mailles une plus grande quantité d'eau. Il n'était nullement besoin de lentille pour voir parfaitement ce que je viens de décrire

La substance était limpide et incolore ; plus les couches étaient denses, plus elles paraissaient blanches. De quelques uns de ces rayons partait une substance filamenteuse, organisée, blanche, à filaments d'une ténuité extrême, divisés à l'infini et entrelacés d'une manière inextricable. Ces filaments prenaient évidemment leur origine dans la substance gélatineuse, amorphe. J'examinai avec attention, et je reconnus que ces filaments ne se formaient que dans les rayons qui n'étaient pas constamment baignés par l'eau et qui correspondaient à une concavité de la planche.

Nous trouvâmes dans d'autres parties du bassin des dépôts de substance gélatineuse sous différents aspects, tantôt colorés en brun et mélangés à d'autres matières, tantôt revêtus d'une couche argileuse, tantôt la surface du réservoir était recouverte de ces dépôts.

Nous recueillîmes dans des flacons une quantité assez notable de barégine et nous vîmes avec surprise s'en séparer un volume considérable d'eau qui la réduisit immédiatement de moitié.

Telle est la barégine que l'on trouve dans les eaux de Labarthe, et qui, selon moi, contribue à leur donner quelques propriétés.

Influence physiologique et thérapeutique de la source de Labarthe.

Action de l'eau prise en boisson.

L'eau de Labarthe n'a rien de repoussant ni par son goût, ni par son odeur, et quoiqu'elle soit un peu douçâtre, il est peu de personnes chez lesquelles elle provoque de la répugnance. On s'y habitue facilement en général et l'estomac la digère assez promptement. J'ai vu certains malades en boire une quantité assez notable, parce qu'ils soulagaient ainsi leurs souffrances.

D'après la nature et la quantité de ses principes minéralisateurs, il est assez difficile, dans l'état actuel de la science, de prévoir ses propriétés. Aussi sans entrer dans les explications, je me bornerai à rapporter ce que j'ai observé. Elle est apéritive, stimulante de la tunique intestinale et purgative. Elle produit quelque fois une stimulation générale. D'ailleurs, les effets sont variables suivant la quantité de l'eau prise en boisson, suivant la nature de la maladie et aussi suivant l'idiosyncrasie des sujets.

Avant mon arrivée, elle n'était pas employée en boisson, les gens du pays se contentaient de prendre des bains. Aussi ai-je été fort étonné lorsque certains malades auxquels j'avais prescrit de petites doses de cette eau, sont souvent venus me dire qu'ils ne pouvaient plus en continuer l'usage, à cause des effets purgatifs qu'elle avait produit. J'en administrai alors de plus fortes doses qui parfois produisaient un effet purgatif, d'autres fois étaient évacuées par les urines ou par les sueurs. J'ai remarqué qu'on pouvait en prendre de fortes doses sans être purgé. Certains malades ne peuvent obtenir de selles quelle que soit la quantité qu'ils ingérent dans leur estomac ; d'autres sont purgés avec un seul verre d'eau ou deux. Beaucoup sont modérément évacuées, d'autres abondamment. Certains malades rejettent l'eau par les urines, d'autres par les sueurs. Celà tient souvent, je le répète, à la nature de la maladie, d'autrefois au tempérament ou plutôt à l'idiosyncrasie du sujet.

Je n'ai point vu à Labarthe commettre des excès en boisson comme dans la plupart des établissements. Cela tient sans doute à ce que l'eau, peu minéralisée n'excite pas la soif, et qu'alors les malades ne sont pas tentés de recourir à ces violentes perturbations de l'organisme qui bouleversent toutes les fonctions et produisent, tantôt un bien, tantôt un mal.

Au reste, l'effet purgatif, qu'il ait été obtenu par une petite ou par une haute dose d'eau, n'a jamais provoqué aucun signe d'irritation de l'estomac ou des intestins. Loin de là, j'ai vu l'injestion de l'eau produire de salutaires effets dans des estomacs profondément irrités et enflammés ; nous verrons plus tard que cet effet purgatif a été provoqué par l'usage seul des bains. En général et pour me résumer, je crois qu'avec un ou deux litres d'eau, quelquefois moins, on peut, dans beaucoup de cas, obtenir l'effet purgatif. Mais il faut se rappeler à cet égard les dispositions individuelles et la nature des maladies ; que tel individu qui n'aura pas été purgé en prenant quatre ou cinq verres d'eau minérale pendant deux ou trois jours, obtient l'effet laxatif en continuant un peu plus long-temps cette dose, tandis que chez d'autres malades l'eau bue en si grande quantité détermine ou augmente la constipation. Le médecin saura tirer parti de ces divers effets. C'est à lui de varier l'administration du remède suivant les cas, suivant le tempéramment des malades et aussi suivant les effets qu'il a obtenus et ceux qu'il veut obtenir.

Au total, je puis affirmer que l'eau de Labarthe est un bon purgatif, lorsqu'elle est employée convenablement. A n'en juger que d'après sa composition saline, je n'aurais jamais soupçonné cette vertu dont j'ai pu tirer un avantage immense dans certains cas où tout autre médicament de ce genre était contre indiqué. Sans doute que cette propriété est due en partie au mode de combinaison des élémens et à la présence des gaz, autant qu'aux sels cathartiques, qui sont contenus en si minime quantité dans cette eau.

Lorsqu'elle ne produit pas ce mode d'évacuation et qu'on juge nécessaire de l'obtenir, si on ne peut pas porter la dose assez loin pour arriver à ce résultat, on l'associera avec avantage à quelques grammes de sulfate de magnésie. Comme ce sel se trouve contenu dans l'eau de Labarthe, en augmentant sa quantité, on donne plus d'activité à cet eau sans changer sa nature en quelque sorte. On obtient ainsi une purgation suffisante dans la plus part des cas, sans douleur et sans fatigue des organes digestifs.

On pourra objecter qu'en donnant une plus forte dose de sulfate de magnésie dans de l'eau ordinaire, on obtiendra des résultats semblables. Eh bien ! on se trompe, l'effet purgatif pourra bien être le même à peu près dans la plûpart des cas. Mais l'eau de Labarthe ainsi associée ne débilite pas comme les purgatifs salins; elle ne déblilite pas autant, sans doute à cause du fer et des autres principes qui produisent une stimulation favorable et un effet tonique spécial qu'on ne trouve pas dans les autres purgatifs; ce qui fait que l'eau de Labarthe, même ainsi associée, conserve un caractère particulier et une vertu spéciale. C'est là ce qui explique ses succès dans beaucoup de cas où il est si important de vaincre une constipation opiniâtre et de rétablir les fonctions digestives sans secousses, sans amener de perturbations, dans certaines affections où tout l'organisme est sous l'empire d'un état nerveux spécial.

S'il est quelquefois utile d'augmenter l'activité de l'eau de Labarthe pour produire un effet purgatif, il est des cas, au contraire où il est nécessaire de l'affaiblir. Ainsi j'ai vu des malades chez lesquels l'eau minérale pure loin de produire un effet purgatif désiré, ne faisait que fatiguer l'estomac. Souvent alors, en suspendant l'usage de l'eau à l'intérieur ou bien en la coupant soit avec du lait, soit avec du petit lait, j'arrivais au but désiré.

Enfin, j'ai trouvé des cas, où, sans provoquer des évacuations alvines, quoiqu'elle fut employée dans ce but, l'eau de Labarthe a exercé une action très marquée sur l'organisme. Alors elle ramène l'appétit, elle stimule les fonctions digestives et la plûpart des fonctions de la vie nutritive. Ses effets ne sont pas aussi apparents, mais les modifications que subit l'économie n'en sont pas moins salutaires. J'ai pensé d'après cela qu'il y avait de l'avantage à l'employer de cette manière chez certains malades. On peut en effet, varier ses effets, et après l'avoir administrée à dose purgative pendant deux jours, la donner à dose moindre les jours intermédiaires.

Effets des bains minéraux de Labarthe.

Les bains de Labarthe m'ont paru déterminer des effets si divers dans des circonstances, qui semblaient identiques, qu'il ne me paraît pas possible de prévoir avec certitude, d'après les tempéraments et les constitutions, quels seront les effets produits. Ainsi à certains malades ils produisent une surexcitation nerveuse du premier au troisième bain ou plus tard. Cette surexcitation se manifeste par de l'agitation nocturne, par de l'insomnie ; chez d'autres malades, la surexcitation se manifeste par un surcroit des douleurs principalement pendant le bain, lequel amène plus de calme et de sommeil pendant la nuit suivante. J'ai vu des malades forcés de quitter le bain à cause de ce phénomène, tant la surexcitation était vive. Telle personne qui semble douée d'une mobilité nerveuse extrême, supporte parfaitement les bains d'eau minérale pure, et plus ils sont fréquents et prolongés, plus elle s'en trouve calmée et fortifiée. Telle autre, au contraire, qui présente une disposition inverse en apparence, éprouve, après un, deux, trois ou quatre bains une excitation tellement violente, qu'il faut momentanément suspendre les bains. J'ai vu des personnes qui avaient été atteintes d'affections rhumatismales, guéries pour le moment, et qui se baignaient pour en prévenir le retour, contracter par l'usage de deux ou trois bains une fièvre rhumatismale avec des douleurs telles dans les articulations précédemment affectées, qu'il fallait suspendre les bains. Mais tous ces phénomènes, se calmaient promptement par le repos et la diète, dans peu de temps, dans 24 ou 48 heures, et ils pouvaient prendre de nouveau des bains, qui alors, loin d'exciter, ramenaient le calme le plus parfait

En somme, les bains de Labarthe produisent un effet tonique et fortifiant. Cependant ils débilitent quelquefois par l'excès même de l'excitation qu'ils produisent, et on conçoit que ce résultat peut être avantageux ou défavorable suivant le cas : c'est au médecin à le rechercher ou à l'éviter et à ordonner le bain à une température convenable, car cet effet est ordinairement dû à la température. On verra plus tard dans mes mes expériences sur les bains, qu'à une température modérée, ils sont toniques et que très chauds ils débilitent. Je crois même qu'au delà de certaines limites, la température annule l'influence des principes minéralisateurs.

Il est évident que l'effet tonique général dont j'ai parlé, a pour résultat de réveiller les forces digestives ; du reste cette propriété est commune à beaucoup d'eaux minérales. Mais les eaux de Labarthe ont d'autres propriétés, c'est principalement sur les exhalations et sur les sécrétions que leur influence est manifeste.

De tous les phénomènes produits par l'eau de Labarthe administrée extérieurement le plus curieux est certainement l'action purgative, qui ne laisse pas d'être assez prononcée sur certains sujets. J'ai dit précédemment que les malades ne faisaient pas usage de l'eau à l'intérieur avant mon arrivée. Je fus très surpris d'apprendre que plusieurs d'entr'eux, que je n'interrogeais pas à ce sujet, étaient plus ou moins purgés par le seul effet des bains.

Depuis cette époque, j'ai noté ce même effet chez quelques malades qui ne pouvaient se décider à prendre l'eau en boisson. Ces personnes étaient habituellement constipées et affectées de maladies nerveuses, et par l'usage des bains, à cette constipation, quelquefois fort opiniâtre, succédait un relachement de ventre et une sorte de dévoiement. Pour bien m'assurer que ce dévoiement était bien un effet des bains, je faisais suspendre leur usage : alors la constipation revenait et alternativement le dévoiement, lorsque les malades reprenaient leurs bains. Cette action me paraît donc évidente et on peut en conclure que ces eaux, même sous ce mode d'administration, exercent sur les organes et sur les fonctions de la digestion une influence assez puissante, mais qui ne se révéle pas toujours par des phénomènes aussi apparents.

Leur action sur l'appareil urinaire est peut-être plus prononcée. En effet, la plûpart des baigneurs de Labarthe, ont remarqué qu'ils urinent plus abondamment que lorsqu'ils prennent des bains ordinaires ou d'eau commune. Je n'ai pas expérimenté, si en même temps les urines prennent d'autres propriétés chimiques, mais il est problable qu'il en est ainsi, la composition chimique des eaux permet de le présumer.

La peau reçoit aussi une influence bien évidente de l'action de ces eaux. Elle se manifeste principalement par une augmentation de la transpiration cutanée, par une exaltation de la sensibilité et par une subinflammation. Un bain suffit pour donner à toute l'enveloppe tégumentaire une douceur et une souplesse inaccoutumée. La peau ainsi nettoyée et modifiée reprend ses fonctions et la transpiration cuta née se manifeste à des dégrès fort divers. Mais c'est surtout chez les rhumatisants que cette action des bains est puissante. J'ai vu des malades suer pendant plusieurs jours sans relâche. D'autres fois la peau s'irrite légèrement sous l'influence des bains, et il en résulte des picotements, de légères démangeaisons, quelquefois même des éruptions papuleuses ou vésiculeuses, et une exaltation de sensibilité.

Ces divers phénomènes se manifestent dès les premiers bains et constituent la *poussée*. Elle revêt des formes très diverses, mais presque toujours salutaires. Sans doute qu'il en est de la poussée provoquée par les eaux minérales comme des crises.

Les anciens prétendaient qu'une maladie se jugeait par les sueurs, les urines, les selles lorsqu'au plus fort de l'état inflammatoire, il survenait une évacuation de ce genre, et que sous son influence les symptômes de la maladie déclinaient. Sous l'influence des eaux de Labarthe, comme de beaucoup d'autres eaux minérales, on voit survenir de pareils phénomènes critiques. Tantôt ce sont des urines copieuses, des sueurs abondantes, des selles, des éruptions cutanées, qui déplacent les maladies préexistantes, les transforment et changent l'état chronique en une fluxion de courte durée. Là, c'est une affection interne et invétérée qui disparait, pendant que la peau se recouvre d'une éruption légère ; là, c'est une affection chronique qui tout-à-coup s'exaspère, puis se calme pour disparaître entièrement : c'est ce qu'on voit dans les maladies cutanées.

Au reste, la poussée s'accompagne souvent à son début de phénomènes généraux qui établissent parfaitement son analogie avec les crises. Comme elles, la poussée peut être incomplète ou insuffisante, et ne produire que peu d'amélioration à la maladie, ou même n'amener aucun changement. Il est de toute impossibilité de méconnaitre ce caractère critique dans les éruptions cutanées que les eaux minérales déterminent. Il en est de même pour les sueurs. La chose n'est pas aussi palpable pour les urines et pour les selles ; on peut même affirmer que, dans la majorité des cas, leur augmentation est uniquement due, soit à l'action directe des sels purgatifs et diurétiques, soit à la quantité de l'eau ingérée. Mais il est hors de doute, que dans d'autres circonstances, l'abondance de ces sécrétions présente évidemment le caractère d'une véritable crise ou d'une sorte de poussée. On doit même rapprocher de ces faits les exacerbations momentanées qui surviennent dans les maladies rhumatismales, pour être bientôt suivies d'un effet favorable. Cette exacerbation est un phénomène très remarquable produit par l'eau de Labarthe.

Les bains agissent diversement sur les différentes fonctions et sur leurs appareils, suivant le mode d'administration, de telle façon qu'on peut pour ainsi dire déterminer la crise à se faire par telle ou telle voie. Ainsi lorsque le bain est chaud, c'est sur la peau qu'il agira, c'est sur cette membrane que la réaction s'opérera; l'absorption cutanée sera nulle ou peu active. Dans les bains tièdes, au contraire, l'absorption sera plus énergique et les sécrétions internes en seront plus influencées. On conçoit qu'en prennant des bains très chauds et très prolongés, en maintenant ou en augmentant le degré de chaleur pendant toute la durée, on obtiendrait en peu d'heures une vive réaction de la peau. C'est ainsi que dans certains établissements de la Suisse où l'on emploie des bains de six et même de douze heures par jour, on obtient des poussées extrêmement violentes.

Presque toutes les eaux minérales exercent une influence sur la menstruation. Les eaux de Labarthe aussi modifient cette fonction, mais d'une manière qui m'a paru spéciale. J'aurai occasion d'y revenir plus tard, je dirai seulement que, chez les personnes qui prennent les eaux de Labarthe, les règles devancent souvent de plusieurs jours leur époque habituelle. On sent que cette propriété est précieuse pour la thérapeutique.

Enfin, il est une fonction sur laquelle les eaux de Labarthe ont une action fort remarquable : je veux parler de la circulation. En expérimentant à ce sujet, je suis arrivé à un résultat tout-à-fait insolite, j'ai obtenu, au degré de chaleur où les bains d'eau douce et autres n'agissent que très faiblement sur cette fonction, une dépression notable du mouvement circulatoire. Ainsi, tandis qu'à la température de 33°. centigrades, les bains ordinaires ne font que maintenir le pouls à son état normal, ou l'y ramener s'il est accéléré, à la même température les bains de Labarthe le font tomber de dix et de douze pulsations au dessous de l'état de calme parfait. Je me borne pour le momentà énoncer ce fait d'où ressortent des déductions pratiques importantes.

Action de l'eau de Labarthe dans les maladies.

D'après l'analyse qui a été faite des eaux de Labarthe, il n'est guère permis d'expliquer leur action dans les maladies, qu'en admettant que certaines sources minérales recèlent des principes inconnus, inappréciables pour nos sens et pour nos instruments, et cependant doués d'une grande puissance sur nos corps. Sous ce rapport la source de Labarthe ressemble à presque toutes les eaux minérales connues. Aussi je ne chercherai pas aujourd'hui, pour expliquer les faits que je rapporterai, à bâtir des hypothèses sur quelque agent mystérieux renfermé dans cette eau. J'attendrai que des faits mieux observés ou de nouvelles expériences viennent à mon secours. Si cependant on voulait nier les faits à l'aide desquels on a attribué une grande efficacité à certaines eaux minérales, que leur composition et leur nature appréciables sembleraient devoir rendre très peu actives, il fraudait proscrire de la science, presque toutes celles qui sont connues, et qui ne laissent pas de rendre d'importants services à l'humanité. C'est que la science est loin de tout connaître et de tout expliquer, c'est qu'il peut exister des états électriques ou autres, des combinaisons intimes, insaisissables à nos moyens d'investigation, et qui cependant ont une grande influence sur l'économie animale. Lorsque des faits incompréhensibles semblent révéler une puissance de ce genre, on ne peut méconnaître leur valeur, si d'ailleurs ils ont été bien observés. Je conviens pourtant qu'ils auraient à mes yeux une plus grande valeur, s'ils étaient susceptibles d'une explication rationnelle, en harmonie avec les phénomènes ordinaires et les lois généralement admises. Mais que les explications sont difficiles dans les sciences et que de phénomènes inexplicables ! Si donc un fait est bien établi, il est sage de l'admettre, même sans explications. Je reviens à mon sujet.

En général que demande-t-on aux eaux minérales? On leur demande une excitation plus ou moins vive de la peau, pour raviver des inflammations plus ou moins chroniques, et obtenir par ce moyen la guérison; on leur demande une révulsion sur cette membrane, pour déplacer les irritations internes, et les rappeler à l'extérieur ; on leur demande une stimulation tonique générale ou locale, qui excite les fonctions, rétablisse les mouvements, réveille la vie éteinte ou engourdie dans certains organes ; quelquefois c'est une dérivation sur le canal intestinal que l'on cherche à obtenir ; parfois on cherche à provoquer cette dérivation sur les organes urinaires, dans tous les cas en un mot on s'adresse aux propriétés excitantes des eaux. Eh bien, On obtient à Labarthe ces divers modes d'excitations, je ne dirai pas à un très-haut degré, mais bien dans des cas où il serait imprudent d'employer des eaux trop puissantes, et où il suffit d'une douce stimulation. C'est dans cette sorte de cas, plus communs qu'on ne croit, que l'eau de Labarthe a réussi, lorsque d'autres eaux avaient échoué. J'appelle sur ce point l'attention des médecins.

Il est un autre ordre d'effets, diamétralement opposés à ceux-ci, que l'on demande aussi aux eaux minérales : ce sont des effets sédatifs. La sédation produite par l'eau de Labarthe est des plus remarquables, soit qu'il faille calmer le système nerveux tout entier et porter une action tonique sur toute l'économie, soit qu'il faille calmer directement des affections de la peau et autres. Ces effets sédatifs se montrent à peu près constamment dans les affections nerveuses, dans les maladies de la peau où souvent sans poussée, sans excitation préalable, on voit l'affection cutanée diminuer et disparaître. Mais ces effets sédatifs sont surtout remarquables sur le système circulatoire. A un dégré de chaleur déterminé que je ferai connaître plus loin, les bains de Labarthe, ralentissent singulièrement, même dans l'état sain, le mouvement de la circulation et font tomber le pouls au dessous de l'état normal ; je n'ai rencontré cet effet sédatif d'une manière aussi puissante, dans aucune des espèces de bains sur lesquelles j'ai expérimenté.

Je ne dirai pas que l'eau de Labarthe convient dans tous les cas où les eaux sulfureuses et les eaux salines sont indiquées ; mais je puis affirmer que j'ai vu guérir beaucoup de malades chez lesquels ces deux espèces d'eaux semblaient indiquées et avaient pourtant échoué, telles que Luchon, Baréges, Cauterets et Bagnères ; je dirai encore que d'autres malades analogues à ceux-ci, mais qui n'avaient point employé les eaux sulfureuses, ni de Barèges, ni de Luchon, ni de Bagnères, sont encore guéris à Labarthe.

A Labarthe, comme partout ailleurs, l'emploi des eaux n'exclut pas l'emploi d'autres moyens thérapeutiques. Tantôt j'ai dû combattre par une saignée générale ou locale une réaction trop forte ; mais ce moyen n'a été nécessaire que dans des cas bien rares ; la diète, le repos, suffisent le plus souvent. Tantôt et plus souvent, il m'a fallu abattre par des moyens antiphlogistiques un éréthisme trop prononcé qui s'opposait à l'action des eaux. On ne saurait assez attentivement veiller à cet égard ; j'ai vu beaucoup de malades chez lesquels une douzaine de bains n'avaient produit aucun effet, et qui, après une saignée en retiraient le parti le plus avantageux. Quelquefois il faut seconder, au contraire, l'action des bains, par divers excitants, les diaphorétiques, la flagellation, les frictions sèches, l'acupuncture, etc. etc etc. D'autres fois, il faut agir sur la peau ou sur d'autres organes au moyen de caustiques, de révulsifs. Enfin, et je ne pourrais assez insister sur ce point, il faut sans cesse surveiller les malades, soit pour seconder l'action de l'eau minérale par d'autres moyens thérapeutiques, soit pour modifier l'administration de cette eau, suivant les besoins des malades et les circonstances qui varient chaque jour. Ce sera tantôt un bain général chaud, froid ou tiède avec l'eau pure, ou l'eau mitigée, ou rendue plus active par l'addition de quelque médicament ; tantôt un demi bain à une température variable, ou un bain de vapeurs. Chez tel malade un bain local, des lotions ou des irrigations continues; chez tel autre des douches générales ou locales, à la même températuture ou à des températures variées, à un ou plusieurs jets continus ou interrompus et de diverses températures. Beaucoup de malades prendront l'eau en boisson, pure, mitigée ou avec addition d'autres remèdes. Enfin le médecin fera subir à l'administration de l'eau mille modifications qui auront beaucoup de puissance s'il sait choisir avec discernement et surveiller avec prudence.

Il m'a été adressé bien souvent et par beaucoup de malades une question, c'est de leur dire le nombre de jours nécessaires à l'action des eaux de Labarthe. Ce nombre de jours, pour chaque malade, forme ce qu'on appelle la saison. Eh bien! je ne crois pas que ce temps fixé, que ce nombre de jours pendant lequel on fait usage d'une eau minérale, sans le dépasser, puisse être déterminé à priori, pas plus à Labarthe qu'ailleurs. Que peut-on préciser à cet égard? rien de rationel selon moi. Il existe en effet tant de différence sous le rapport des maladies, de l'âge, du sexe, du tempérament, des habitudes et d'une foule d'autres circonstances, qu'il y aurait de la folie à imposer à chaque baigneur une règle uniforme et dont personne ne pourrait s'écarter. Cela ne se peut pas, même d'une manière approximative : la durée du traitement doit dépendre des conditions très variables dont je viens de parler, et qui peuvent être modifiées elles-mêmes selon le mode d'administration de l'eau minérale. Il y aurait de l'empirisme selon mon avis, à agir différemment. Il en résulterait de plus, des conséquences très fâcheuses.

En effet, beaucoup de malades croient savoir que telle eau minérale est convenable au traitement d'une affection dont ils sont atteints, ou d'une maladie qu'ils supposent analogue; on leur apprend que cette eau s'administre en boisson et en bains et que la *saison* est, par exemple de quinze jours. Ils se rendent près de cette source, se traitent suivant leur caprice, ou en suivant les conseils de gens peut-être plus ignorants qu'eux, et puis les quinze jours écoulés, et quel que soit le résultat obtenu, sans savoir si cette eau est convenable à leur maladie, s'ils ont pris les précautions nécessaires, ils s'en retournent, accusant ou glorifiant la source qu'ils abandonnent, suivant qu'ils s'en trouvent bien ou mal. Quelques uns pour savoir si les eaux leur seront utiles, consultent le médecin ou sur les lieux ou avant de s'y rendre; alors une fois autorisés à faire usage de ce mode de traitement, ils font comme les premiers, ils se livrent à leurs propres inspirations ou aux conseils de commères, et ils se retirent quand leur saison est finie. Que résulte-t-il de cette manière d'gir? que les eaux n'ont pas produit l'effet qu'on en attendait et qu'elles auraient dû produire, ou bien que cet effet a été incomplet. Souvent cet insuccès tient à ce que, le traitement n'a pas été convenablement appliqué et plus souvent encore, à ce qu'il n'a pas été assez long-temps continué. On veut des résultats et on ne veut pas leur donner le temps de se produire. Alors on accuse les eaux d'impuissance, quand il faudrait s'accuser soi-même de précipitation, ou d'ignorance, ou d'incurie.

L'insuccès des eaux minérales n'est dû que trop souvent, je le répète, à cette impatience mal entendue, à ce défaut de temps. En effet, les maladies qu'on leur demande de guérir, sont passées le plus souvent à un état de chronicité, d'ancienneté, dont la guérison n'est pas facile, parcequ'elles ont lentement modifié la constitution, et que l'économie s'en est fait une habitude vicieuse. Il faut quelque fois pour les guérir une sage lenteur. Mais par économie, ou par impatience, on ne veut pas de lenteurs. De là, l'habitude de fixer des saisons, et par ce que cela suffit pour quelques personnes, il faut que cela soit suffisant pour tout le monde et que la nature se prête aux exigences de nos caprices.

Au reste, les malades tombent dans une erreur complète, même par rapport à cette économie de temps et d'argent; car un traitement incomplet ou mal dirigé est le plus souvent nuisible, et ne sert qu'à rendre le mal plus difficile à guérir. Ceci est d'une application vulgaire en médecine, mais c'est surtout profondément vrai pour ce qui regarde les eaux minérales en général, et en particulier celles de Labarthe. J'ai vu des malades qui avaient obtenu d'abord, de l'emploi de ces eaux, des effets très notables, mais qui, confiants dans d'imprudents conseils, ou trompés par l'apparence de leur guérison, s'étaient retirés trop vite. Bientôt leur affection reparaissait avec des symptômes plus graves et plus rebelles. Ils revenaient les années suivantes, et il leur fallait beaucoup plus de temps, pour obtenir en définitive des résultats quelquefois moins favorables que la première année. C'est que plus une maladie est longue, plus il faut de temps pour la détruire. Il ne faut pas dans les maladies chroniques compter sur des succès prompts. Souvent le mal semble disparaître, mais il reste caché et menace de revenir, si on ne continue de le combattre avec persévérance.

Certains malades à qui je développais les idées que je viens de présenter, m'ont demandé s'il ne conviendrait pas de faire deux *saisons* dans la même année. Je ne puis répondre que d'une manière fort vague à cette question. Celà est utile dans quelques cas d'affections cutanées, dont on connaît l'opiniâtreté et la disposition à recidiver. Il arrive que quelquefois, après l'emploi des eaux, la maladie de la peau reparait; il est alors convenable et utile de combattre cette rechute par les moyens qui ont déjà réussi. Il est d'autres cas ou l'excitation produite par les eaux ne permet pas de continuer leur usage; il est alors convenable de suspendre le traitement pour le reprendre plus tard, si on juge que l'excitation a produit un résultat favorable. Mais qu'on ne s'imagine pas pour cela, que l'intention de faire une seconde saison autorise à rendre la première incomplète. C'est cette interprétation que je combats ici. Plusieurs personnes ont pensé à tort qu'elles pouvaient obtenir en deux reprises, de quinze jours par exemple, le même résultat pour une maladie qui exigeait un mois de traitement. Elles sont ainsi tombées dans un traitement incomplet. Il est de toute rigueur que la première saison soit continuée autant de temps qu'elle produit du bien. L'intervalle de repos entre les deux saisons peut varier d'un mois à quinze ou huit jours. Si on le prolonge trop, on s'expose à perdre le fruit de la première saison.

A l'époque où nous vivons, il n'est pas de remède plus populaire que les eaux minérales. Mais il est fâcheux que l'empirisme et le merveilleux se partagent une classe de médicaments si précieux pour l'humanité. Que le peuple ne remonte pas à la cause des effets des eaux minérales et que par amour du merveilleux il les attribue à des puissances occultes ; que pour lui, leur mode d'administration soit réduit à la plus simple expression, on le conçoit mais que des médecins, dominés par ces préjugés populaires, avouent qu'on peut se passer d'une direction médicale, c'est un malheur déplorable d'où sont nés l'empirisme des méthodes, la durée trop courte des saisons, une foule d'opinions diverses suivant les lieux ; c'est ce qui a amené le discrédit des eaux minérales dans l'esprit de beaucoup de médecins, qui ont été forcés de se former une opinion sur des données souvent incertaines ou erronées.

Les eaux minérales ne sont pas une panacée universelle, mais maniées avec prudence et persévérance par un médecin habile, elles offriront de précieuses ressources contre un grand nombre de maladies chroniques. C'est ce qui a fait dire que *les bons médecins faisaient les bonnes eaux*. Cette proposition n'est pas absolument vraie, parce qu'il existe une grande différence entre les diverses eaux, sous le rapport de leur vertu, de quelque manière d'ailleurs qu'elles soient administrées, mais elle est profondément vraie dans un sens relatif : un bon médecin saura tirer d'une eau peu active et ayant peu de valeur médicale, plus de parti qu'un médecin moins habile d'une source bien meilleure.

2me PARTIE.

Recherches expérimentales relatives à l'influence des bains sur l'organisme.

Je n'ai pas l'intention de présenter ici un travail complet sur les bains, parce que mes expériences relativement à ce sujet n'ont pas été faites sur une assez grande échelle, et que je n'ai point recueilli assez de matériaux pour approfondir cette question dans toute son étendue. Beaucoup d'écrits, parmi lesquels il en est de remarquables, ont paru sur cette matière et ont jetté de vives lumières sur certains points, mais ils ont laissé beaucoup d'incertitudes sur d'autres points; ont peut même dire qu'il s'y est glissé des erreurs. Il résulte de là que les bains qui sont pour le médecin une des plus puissantes ressources de la thérapeutique, sont négligés dans beaucoup de cas où il serait utile de les employer, ou que mal administrés ils n'amènent pas les avantages qu'on était en droit d'en attendre. Je ne m'occuperai ici que de quelques expériences faites sur les bains simples et de celles plus nombreuses sur les bains de Labarthe, et qui m'ont permis de déterminer les modifications imprimées à la respiration et à la circulation, par les diverses températures où je les ai administrés, soit à l'état sain, soit à l'état de maladie.

D'autres auteurs ont fait des expériences sur le même sujet, mais seulement pour les bains simples ou d'eau douce. Mais leurs investigations, souvent inexactes et peu précises, ont amené des résultats à peu près sans valeur. M. le docteur Valfranc Gerdy, a étudié la question d'une manière plus rigoureuse, en portant dans les expériences plus d'exactitude et plus de précision, de telle sorte qu'on peut dire, qu'avant cet habile observateur, la question était entièrement neuve. Je ne sache pas que ses expériences aient été répétées malgré les avantages qui en seraient résultés pour la science des eaux minérales, avantages bien autrement précieux que ceux qu'on retire chaque jour de recherches chimiques et microscopiques. Je serai donc un des premiers qui auront examiné l'influence des bains minéraux sur la respiration et sur la circulation, à diverses températures. Avant d'entrer en matière, j'indiquerai les conditions qui me paraissent nécessaires pour obtenir des résultats rigoureux et exacts.

Une des premières conditions, et sur ce point je suis d'accord avec M. Gerdy, c'est de bien connaître l'état habituel et la fréquence comparative de la circulation et de la respiration dans le repos parfait, chez l'individu soumis à l'expérince. Les expérimentateurs se sont contentés de noter l'état de ces deux fonctions avant et après les bains, et partant ils sont tombés dans des erreurs, parce qu'il est infiniment rare qu'on soit dans le calme parfait au physique et au moral, avant de se mettre au bain. On ne trouve ce calme parfait que le matin, avant le lever, ou dans le courant de la journée, après un repos prolongé, lorsque les organes de la digestion sont inactifs, lorsque d'ailleurs la santé est parfaite et que le moral n'est pas agité. Les expériences doivent être répétées à différents jours, à divers instants et pendant les différentes saisons.. Si on ne prend pas ces précautions, quelque minutieuses qu'elles paraissent, on sera induit à erreur, en prenant pour un effet du bain ce qui ne serait que le résultat de l'immobilité et du calme que l'on y observe.

Il est convenable de renouveler ces sortes d'explorations avant le bain ; pour celà, le sujet soumis à l'expérience doit garder un repos absolu proportionnel au temps pendant lequel il aura été agité. Quelques minutes d'immobilité suffiront dans certains cas pour produire le calme nécessaire. Si le sujet s'est livré à un exercice actif et fatiguant, à une course rapide, etc, on conçoit qu'il devra prolonger le repos durant plusieurs heures. Malgré toutes ces précautions, on comptera encore quelques pulsations de plus qu'au sortir d'un sommeil paisible.

Je ne parlerai point des changements opérés dans la vitesse du pouls par l'âge et par les maladies. Mais je ferai remarquer que les vicissitudes des saisons ou l'influence de la température habituelle sont des modificateurs du mouvement circulatoire qui n'ont pas été convenablement appréciés. Il résulte en effet de mes expériences à cet égard, que mon pouls et celui d'autres individus à l'état sain, examinés fréquemment, donnaient toujours durant l'été, 68 pulsations par minute dans le calme le plus parfait. Pendant le temps froid et humide de l'automne et de l'hiver, le nombre des pulsations descendait à 64 et 65 pulsations; puis dans les fortes gelées de l'hiver le pouls remontait jusqu'à 68 pulsations. Ainsi, d'après ces expériences, les extrêmes de température accélèrent la circulation; les températures fraîches déterminent au contraire un ralentissement assez notable, de 4, de 5 et même de 6 pulsations par minute. Nous verrons plus loin que ce résultat s'accorde très bien avec celui que donnent les bains à diverses températures, quoiqu'il y ait une différence, qu'on peut s'expliquer par la différence de densité de l'air et de l'eau.

Le résultat que je viens de signaler n'est pas d'accord avec cette proposition générale que l'on trouve dans tous les livres sur les bains, savoir que les saisons froides comme les climats froids, ralentissent le mouvement circulatoire. On a eu tort de généraliser; chez les habitants du nord, ce n'est pas seulement la circulaton qui est modifiée par le climat froid, c'est la constitution tout entière, c'est la vie elle même qui se ralentit, qui devient moins active et moins énergique. Il n'en est point de même dans les saisons froides de nos climats tempérés. Sans doute il peut se trouver sous notre latitude des individus peu irritables, peu sensibles aux influences extérieures, d'une constitution en un mot semblable à celle des hommes du nord, chez lesquels le froid ne détermine aucune réaction et qui, durant les grands froids, éprouvent un ralentissement du pouls. Mais ce n'est point là la règle générale, et je crois au contraire que le froid détermine une réaction et accélère le pouls toutes les fois qu'il est appliqué sur un individu assez excitable, à moins que la température ne soit abaissée au point de jetter tout l'organisme dans l'engourdissement et la torpeur.

J'ai dit en passant, tout à l'heure, que le travail digestif était un modificateur de la circulation. Je n'ai pas besoin d'insister sur ce point : tous les ouvrages de physiologie et d'hygiène ont traité complètement cette question, et je dirai seulement qu'après un repas modéré, trois ou quatre heures en hiver, quatre ou cinq en été, suffisent pour ramener le pouls à un état qui est peu éloigné du calme parfait et qui permet d'expérimenter avec exactitude, si d'ailleurs on connaît par avance sa vitesse normale.

Quand on veut étudier l'influence des bains sur la respiration, il faut prendre les mêmes précautions que pour la circulation pour bien en apprécier les changements. A entendre les auteurs qui ont écrit sur cette matière, cette étude serait tout-à-fait inutile puisque ils ont avancé que ces deux fonctions sont modiquées toujours ensemble et d'une manière concordante. C'est encore là une erreur que je suis forcé de combattre, parce que on a établi en principe, en règle générale, ce qui souffre de nombreuses exceptions. Sans doute, la respiration et la circulation conservent leurs rapports, dans la plûpart des cas, lors même qu'elles sont troublées. Mais il résulte de mes observations que dans quelques circonstances ces deux fonctions sont en désaccord.

En effet on peut établir que la respiration est au pouls 15:64; c'est à dire, ce qu'ont avancé plusieurs auteurs, que le nombre de respirations est le quart ou à peu près de celui des battements du cœur; que ce nombre soit porté un peu plus haut ou un peu plus bas, comme d'autres l'ont soutenu, peu importe, telle est la proportion qui m'a paru la plus générale. Eh bien, je dis qu'il n'est pas rare que, dans les maladies, cette proportion ne soit dérangée. Ainsi la respiration s'accélère plus que le pouls dans les affections aigues du poumon. Celà se conçoit et n'a pas besoin d'explication. Dans certaines maladies de ces organes, quelquefois au contraire, le pouls étant extrêmement rapide et accéléré, la respiration l'est peu ou pas du tout, enfin la proportion est rompue. C'est alors un signe de fâcheux présage, d'une sédération qui annonce une lésion profonde de l'organisme. Qui n'a pas observé des affections nerveuses, ou d'autres affections compliquées d'un état nerveux, amener des désordres, des discordances très frappantes entre ces deux fonctions? Certes il est peu de médecins qui ne pourraient en citer des exemples.

Je ne m'étendrai pas davantage sur ce sujet; mais je me hâterai de dire que ce que certaines maladies peuvent faire pour amener des discordances entre la respiration et la circulation, des bains à diverses températures peuvent aussi le produire. Je sais bien que je heurte là l'opinion de beaucoup de médecins, opinion formée sur celle de Marcard (Voyez encyclopédie des sciences médicales.) Aussi aurais-je moins de courage à le faire, si mes expériences sur ce point ne m'avaient conduit à des résultats à peu près identiques avec ceux qu'a obtenus M. Gerdy (Voyez recherches d'anatomie, de pathologie etc. etc. Paris 1837, in 4°). Voici à quel résulat je suis arrivé: Si la température du bain amène peu de changements dans l'état de la circulation, la discordance est difficile à apprécier, je dirai même que la chose est impossible à appréier, si on fait sur soi-même l'expérience, comme le veut M. Gerdy. Mais prenez une température très élevée, les discordances deviennent très prononcées, très frappantes. La respiration, pendant les bains très chauds, s'éloigne moins de son type normal que la circulation. J'ai remarqué aussi que la respiration revenait plus vite à l'état normal que le pouls, lorsqu'on faisait baisser la température du bain. Ces résultats je les ai obtenus à peu près identiques, quelle que fut la nature du bain employé. Au reste je n'ai fait les expériences qu'avec les bains simples, les bains de Cadéac, les bains artificiels et surtout avec ceux de Labarthe.

Il faut toujours en expérimentant, tenir compte des perturbations qui surviennent, soit par quelque disposition des individus, soit par la frayeur qu'inspire l'eau à certaines personnes, ou par leur inhabitude des bains. Sous ce rapport, je crois qu'il serait bon de faire toujours les expériences sur soi-même : on arriverait à des résultats plus précis. Je suis sur cela parfaitement de l'avis de M. Gerdy, qu'on ne saurait trop citer lorsqu'il s'agit de ce genre de travaux. Comment en effet trouver des gens qui se soumettent à toutes les précautions nécessaires à des expériences variées et nombreuses? Comment saisir ces circonstances peu importantes, inappréciables pour d'autres que celui qu'elles influencent, qui modifient souvent la circulation? C'est donc sur soi-même qu'il convient d'observer les effets des bains, quoiqu'il y ait des difficultés assez grandes et très réelles à surmonter. En effet l'attention que l'on apporte à compter le nombre des mouvements circulatoire et respiratoire, peut modifier et modifie très réellement ces deux fonctions, en sorte qu'il faut beaucoup d'habitude pour ne pas se tromper. J'ai fait cette remarque en cherchant à faire contrôler par d'autres observateurs les opérations que j'avais faites sur moi-même; j'ai obtenu de cette manière de procéder les résultats les plus fautifs. Cependant avec de l'habitude, j'ose affirmer qu'on peut arriver assez facilement à compter pendant une, deux ou trois minutes, même avec une montre ordinaire, les mouvements de la circulation et de la respiration, sans que la demie attentien qu'on apporte à ce calcul vienne à les troubler. Avec une montre à secondes la chose devient plus fa ile: il faut beaucoup moins de temps, de précautions et d'attention. En résumé, je suis d'avis qu'il faut faire d'abord sur soi-même les expériences sur les effets des bains; puis, lorsque par un grand nombre d'observations précises, on sera parvenu à bien déterminer les effets à diverses températures, il faut faire vérifier et contrôler les opérations par de bons observateurs sur eux-mêmes ; et si on n'a pas le bonheur d'en trouver, les données acquises, les résultats obtenus devront être vérifiés sur d'autres individus, pour s'assurer qu'ils n'ont point été viciés par une idiosyncrasie de l'observateur.

Les thermomètres à bains ordinaires ne peuvent suffire pour de pareilles recherches, si l'on ne veut s'exposer à de graves erreurs.

J'ai cru dans le principe qu'il convenait de noter la température de l'air ambiant, en entrant dans le bain, et aussi en sortant. Mais comme elle ne m'a jamais paru avoir une influence marquée sur les effets obtenus, j'ai fini par y faire beaucoup moins d'attention que quelques auteurs qui attachent à cela une grande importance. Je pense néanmoins qu'il faut tenir compte de la température, comme élément de saison, et on peut voir plus haut ce que nous avons avancé à ce sujet. Il n'est besoin, pour apprécier cette influence, que d'indiquer à quelle époque ont été pris les bains.

Cependant la température locale a une action sur les résultats du bain, et quoiqu'elle soit indirecte, il faut en tenir compte. On conçoit en effet que suivant telle ou telle saison, le refroidissement du bain soit plus ou moins rapide, et on tomberait dans de graves erreurs, si, comme l'ont fait la plupart des expérimenteurs, on se contentait de noter la température de l'air ambiant pendant l'expérience ; c'est la chaleur décroissante, le refroidissement graduel de l'eau du bain qu'il faut noter avec soin. Les faits précédemment recueillis sur les changements que les bains occasionnent sur la circulation, sont frappés de nullité par cette omission. En ne tenant compte que de la température du bain au moment de l'immersion, il est impossible de savoir quelle était la température au moment où a été constaté l'état du pouls, soit pendant, soit à la fin du bain. Je ferai voir plus loin, qu'un abaissement de température de deux ou trois degrés du bain amène des modifications du pouls très notables.

Au reste des expériences aussi précises qu'il m'a été donné de les faire, m'ont permis de me convaincre que, dans un cabinet de bains dont l'atmosphère est à 17° et se maintient presque pendant toute la durée du bain à cette température, l'air extérieur étant à 8° ou 9°, un bain échauffé à 36° se refroidit en une heure à peu près de 2°. Si le bain est plus chaud, le refroidissement marche d'une manière plus sensible et plus rapide ; mais à mesure que sa température s'abaisse, le bain se refroidit de moins en moins. On trouvera la preuve de ce que j'avance dans les faits que je rapporterai plus loin, lesquels se trouvent d'ailleurs corroborés par les expériences des physiciens sur le calorique. On tombera donc dans des erreurs grossières, si on ne tient pas compte de cet abaissement de température du bain. Ainsi, par exemple, un bain qui se prolonge pendant une heure et demie ou deux heures pourra s'abaisser de 3°, et de cette différence de température résultera une différence de 10 à 12 pulsations (Voyez plus loin mes expériences). Si on ne tient pas compte de ces abaissements correspondants de la chaleur du bain et de la fréquence du pouls, on viendra nous dire, par exemple, qu'un bain de Labarthe à 29° réaumur, abaisse le pouls de 10 pulsations. Il s'est glissé des erreurs de ce genre dans tous les écrits que je connais sur cette matière.

En me livrant à ces recherches, j'ai pensé qu'il serait fort avantageux dans la pratique de bien connaître les effets immédiats des bains et leurs effets consécutifs sur le pouls, d'abord dans l'état de santé et puis dans l'état maladif; car c'est dans l'état de santé qu'il faut d'abord étudier les influences physiques pour bien les apprécier dans les maladies. Pour y arriver, il faudrait faire des expériences très suivies, en notant avec exactitude l'état habituel du pouls, lorsque l'individu que l'on soumet à l'expérience n'a pas encore été sous l'influence de bains, puis examiner et noter avec soin l'état du pouls pendant les expériences et dans leur intervalle, et enfin après qu'on les aura cessées. Ce n'est pas là une tâche facile à remplir. Malgré les difficultés sans nombre dont cette étude est hérissée, je l'ai abordée et j'espère qu'un jour je pourrai donner quelques résultats satisfaisants.

Je me bornerai pour le moment à exposer les effets immédiats des bains de différente nature. En voici le résumé:

Les bains simples à une température qui est de 2° à 3°, au dessous de la chaleur du sang, suivant l'idiosyncrasie des sujets soumis à l'expérience, tendent à ralentir le mouvement circulatoire, quand il est au dessus de l'état normal, mais jamais je n'ai observé qu'ils fissent descendre le pouls au dessous de l'état de calme parfait. Je crois que dans certains cas le repos peut produire le même effet que le bain; mais il en est d'autres où le repos serait insuffisant pour amener le même résulat. On peut conclure de là, qu'employés à la température que je viens d'indiquer, c'est-à-dire entre deux ou trois degrés au dessous de la chaleur du sang, les bains simples sont antiphlogistiques et antispasmodiques. Si on élève cette température, ils ont une propriété excitante et sous leur influence le pouls s'accélère. Au dessous, mêmes résultats, et le pouls le plus ordinairement s'accélère ; ainsi les bains froids, comme les bains très chauds, produisent des effets analogues. Je dis que c'est là l'effet le plus ordinaire, mais il n'est pas constant, et j'ai vu des individus prendre des bains à une température plus basse que celle que j'ai indiquée comme calmante, en retirer encore un effet sédatif ; j'en ai vu d'autres affectés de maladies nerveuses prendre avec succès des bains à 22° et 23° réaumur. Mais la règle générale est pour moi, celle dont j'ai parlé plus haut.

Avec l'eau minérale de Labarthe, j'ai obtenu des effets plus calmants qu'avec les bains d'eau douce, puisque le pouls est descendu de dix et de douze pulsations au-dessous de l'état de calme parfait, chez des individus qui jouissaient d'une excellente santé. Chez des individus malades, j'ai vu des résultats plus prononcés et le pouls après avoir baissé de quinze et de vingt pulsations par minute pour revenir à l'état normal, tombait encore, au dessous de cet état, de dix et de douze pulsations. Au reste le détail de mes expériences établira d'une manière plus précise ces faits qui ne laissent pas d'être quelque peu extraordinaires, et qui militent en faveur des eaux de Labarthe.

Mes expériences sur d'autres espèces de bains ne sont pas encore assez nombreuses et assez suivies pour que je me permette d'en tirer des conclusions. C'est un travail que je remets à une autre époque.

Avant d'entrer dans le détail de mes recherches, je dois dire comment j'ai été amené à m'occuper de ce sujet sur lequel je n'avais que des données très vagues, au moment où je commençai mes recherches. Le hasard et l'attrait de la curiosité ont été mes premiers guides. Je prenais au mois de juin 1837, un bain à Labarthe pour me délasser d'une course très fatiguante que je venais de faire par un temps très chaud. J'étais plongé dans cette douce rêverie et ce calme parfait qui va bientôt faire place au sommeil, et le pouce appuyé sur l'artère radiale, je comptais, nonchalamment les pulsations et plus je comptais plus il me semblait qu'il y avait d'intervalle de l'une à l'autre ; il me semblait que mon pouls était d'une lenteur extraordinaire. En ce moment une voix amie et bien connue, en m'appelant par mon nom, me retire de ce demi sommeil. Je me fais apporter ma montre et je compte à peine 55 pulsations ; je recompte, même résultat : or, connaissant d'avance que mon pouls donne au minimum 65 à 68 pulsations par minute, je trouvai la chose assez surprenante, et inexplicable dans l'état où je me trouvais, autrement que par un effet sédatif du bain. Deux jours après, après la même course, mou pouls donnait 72 pulsations au moment où je me mettais dans le même bain, demie heure après, en sortant du bain, il ne donnait que 55 pulsations. Frappé de ce résultat, j'entrepris la série d'expériences qui va suivre, sur les bains simples et sur les bains de Labarthe.

Bains simples.

1re *Expérience.* — Le 29 juillet 1837, mon pouls dans le calme parfait donnait 66 pulsations par minute. Je me mis, en sortant du lit dans un bain d'eau douce à 38° (26° Réaumur.) La température du bain, demie heure après, était à 25° réaumur; mon pouls donnait 70 pulsations. Je réchauffai le bain à cause d'une légère sensation de froid que j'y éprouvais, et demie heure après, l'eau étant encore à 26° de Réaumur, je comptai 66 à 67 pulsations.

2me *Expérience.* — Le 10 août par un temps très chaud, à mon lever, je me plongeai dans un bain d'eau douce, à 33° (centigrades) mon pouls étant à 68 pulsations; 35 minutes plus tard, la température du bain est à peu près la même, et le pouls n'a pas varié. Je fais porter la température à 40°. Alors survinrent une céphalalgie intense, des battements violents dans la tête, des éblouissements, et mon pouls donnait 115 pulsations. Ne pouvant supporter cette haute chaleur, je fis baisser la température d'abord de trois degrés. Au premier moment, j'éprouvai un sentiment de fraicheur agréable ; mais peu de temps après le même malaise que je ressentais dans l'eau à 40° reparut, et mon pouls donnait encore 110 pulsations. Je fis refroidir jusqu'à 35° 50; rafraichissement d'abord, puis retour de la chaleur et de la congestion cérébrale, 100 pulsations au bout de six minutes. Je fis refroidir à 33° degrés. Alors sentiment de froid ; dix minutes après mon pouls donnait 69 pulsations. Enfin j'amenai la température à 30°, et j'éprouvai un froid désagréable que je ne pus supporter que pendant cinq minutes, au bout duquel temps mon pouls était à 80 pulsations.

3me *Expérience.*— Le 10 août, temps très chaud, mon pouls était, après une course un peu fatiguante à 70-69 pulsations. Je pris un bain simple à 33°, 50. Au bout de trois quarts d'heure, la température du bain était à 33° et le pouls à 66 pulsations, et s'y maintint pendant toute la durée du bain.

4me *Expérience.* — 12 octobre, beau temps ; je pris un bain d'eau douce à 33°, mon pouls battait 65 fois par minute avant le bain, après un repos prolongé, le pouls se maintint dans ce calme parfait pendant une demie heure. Alors j'abaissai la température à 29°, et j'éprouvai une sensation désagréable ; mon pouls donnait 85 pulsations ; à 26°, agitation, tremblement des muscles, 100 pulsations, je ne pus continuer l'expérience que pendant cinq minutes.

5me *Expérience.* — Le cinq novembre, je pris un bain simple à 40°. En entrant dans le bain j'éprouve une sensation de chaleur désagréable, et bientôt après une céphalalgie intense et un malaise inexprimable ; cinq minutes après, je comptais 110 pulsations et 23 respirations. La température n'avait pas baissé sensiblement ; je la ramenai à 38°, alors le bain me paraît moins chaud, mais un quart d'heure après je comptai encore 105 pulsations et 18 respirations par minute. Cette température encore trop haute, m'obligea de sortir à moitié du bain et dans cette position, au bout de huit minutes, je comptai 84 pulsations et 17 respirations. Je restai dans ce bain encore une heure, et au bout de ce temps la température du bain était à 35° ; mon pouls battait 72 fois et je respirai 16 fois par minute. Un quart d'heure avant le bain, après un repos prolongé mon pouls donnait 68 pulsations par minute.

6me *Expérience.* — Bain simple après une course très fatiguante, 70 pulsations par minute, avant d'entrer au bain. J'éprouvais un peu de malaise ; température du bain 35°, une heure après, elle était ramenée par le refroidissement à 33° et mon pouls à 68 pulsations ; c'était au 15 novembre par un temps froid.

7me *Expérience.* — Au 25 décembre, froid assez vif, et temps sec, mon pouls battait 69 fois avant d'entrer au bain et en sortant du lit. Je pris un bain à 36° ; une demie heure après, le bain était à 34° et mon pouls à 70; au bout d'une heure et demie le bain était à 33°, et mon pouls battait 66 fois par minute ; 16 respirations.

8me *Expérience.* — Au mois de mars, les fortes gelées ont cessé, et mon pouls est descendu à 65 pulsations, dans son état de calme parfait. Bain simple, quatre heures après un repas léger; la tempera-ture du bain est à 36°, 50; 30 minutes après, la température étant à 35° mon pouls donnait 72 pulsations. Une heure après la température est à 34°, 55; mon pouls à 68. Au bout de deux heures, le bain est à 33°, et mon pouls à 65. Le thermomètre avait constamment marqué dans le cabinet 19°.

Les expériences que je viens de rapporter sont les premières que j'ai faites sur les bains simples. Comme elles résument assez bien celles que j'ai faites depuis, je me bornerai à ajouter que j'ai eu occasion d'essayer les bains simples contre divers états morbides, avec accélération du pouls, et qu'à aucune température je n'ai vu ces bains ramener le pouls au dessous du calme parfait. Je citerai plus loin une expérience faite sur le même individu, pour les bains simples et pour ceux de Labarthe. Chez cet individu les bains simples diminuèrent le nombre de pulsations, mais les bains de Labarthe seuls parvinrent à faire baisser le pouls de dix pulsations au dessous de l'état de calme parfait.

Il m'est permis de conclure de mes observations 1° que, dans les bains simples à 36°, 25 (29° R.) température du sang, le pouls s'accélère de quelques pulsations, 2° qu'à 38° l'accélération est plus marquée, de 15 à 20 pulsations: le pouls est alors plus plein, plus large et plus mou, 3° qu'à 40°, le pouls donne jusqu'à 115 et 120 pulsations et qu'il devient petit, vif et serré.

4° Que la respiration commence à s'accélérer à 38° environ, mais dans une proportion moindre que le pouls, et qu'à 40° elle devient large, profonde et anxieuse,

5° Qu'au dessous de la température du sang, c'est-à-dire à 35°, à 34° et à 33°, le bain diminue ordinairement la vitesse du pouls, s'il est accéléré, et tend à le ramener à son état de calme parfait, ou à l'y maintenir, si cet état de calme existe.

6° Que le ralentissement de la circulation est d'autant plus marqué que l'accélération était plus grande avant le bain, quoiqu'il n'arrive jamais jusqu'à faire descendre le pouls au dessous de son type normal de calme parfait.

7° Qu'au dessous de 33°, le bain simple accélère la circulation sans doute à cause de la réaction qu'il occasionne. Mais ici j'ai vu de nombreuses exceptions, et le calme et le ralentissement de la circulation sont quelquefois l'effet d'un bain à 32° et même à 31°; mais je n'ai pas vu ce ralentissement arriver au dessous de l'état de calme parfait J'ai vu la respiration se ralentir dans une proportion plus forte que le pouls même dans certains cas où ce dernier s'accélérait. Néanmoins on peut avancer en principe, à part certaines affections nerveuses, certains états morbides dans lesquels les bains, même très froids sont employés comme sédatifs avec succès, qu'au dessous de 30° les bains simples doivent être considérés comme des excitants de la circulation et de la respiration et non pas comme des calmants de ces deux fonctions.

Beaucoup d'esprits croiront qu'il est impossible de préciser, comme je viens de le faire les résultats de l'influence des bains. J'entends déjà parler de la variété des dispositions individuelles, qui fait qu'une personne trouve un bain froid qui n'est que tiède pour une autre. Certes je conviens que l'impression extérieure est ressentie d'une manière très différente par tel ou tel individu, suivant son idiosyncrasie ; mais je crois qu'il y a moins de diversité dans la manière dont sont influencées par la température des bains la circulation et la respiration, et que, s'il y a de la différence dans l'étendue des résultats, il n'y en a pas dans leur nature. Je m'explique : un bain à 38°, peut donner cent pulsations à un individu et seulement 90 à un autre ; mais toujours, à cette température, il y aura accélération chez l'un comme chez l'autre. Ce qui le prouve d'une manière incontestable c'est que les limites d'accélération ou de ralentissement se trouvent toujours à peu près au même degré de chaleur. Ainsi, quoique pendant l'été on prenne les bains moins chauds qu'en hiver, et que dans cette dernière saison, on ne puisse pas les supporter aussi froids que dans la première, c'est toujours à la même température que l'on voit le pouls s'accélérer, ou se ralentir, ou se rapprocher de son état de calme parfait et s'y maintenir. Je n'ai jamais constaté de différences sensibles à cet égard, et j'ai la conviction qu'il ne peut en exister.

Bains minéraux de Labarthe.

Première expérience. Le 8 août 1840, par un temps sec et très chaud, je pris un bain à 32° ; j'avais compté avant le bain, après un repos prolongé, 68 pulsations. Au bout d'un quart d'heure, je comptai 55 pulsations, et au bout d'une demie heure 52 pulsations. J'abaissai la température du bain à 21°, mon pouls s'est alors accéléré et a donné 60 pulsations pendant demie heure que j'ai passée dans le bain.

Deuxième expérience. Après une course et un quart d'heure de repos, mon pouls donnait 70 pulsations ; bain à 32° ; un quart d heure après, même température, pouls à 54 ; une heure après, 60 à 61 pulsations ; le bain s'était refroidi et était à 31° 50. J'ai réchauffé l'eau du bain jusqu'à 32° 50 ; cinq minutes après mon pouls était à 55.

Troisième expérience. Le 20 juin mon pouls est à 65 ; bain à 40°, chaleur étouffante ; peu de temps après sueurs, picotements à la peau et à la tête, légers éblouissements et tintements d'oreilles ; 120 pulsations, 24 respirations. J'abaisse à 38° ; la congestion cérébrale persiste dix minutes après, et même les battements des carotides paraissent plus forts. Mon pouls cependant ne donne que 106 pulsations ; il est plus large et plus plein que tout à l'heure ; je compte 22 respirations. J'abaisse à 35° ; la congestion et la chaleur diminuent, j'éprouve du bien être et et je ne compte plus que 80 pulsations et dix neuf respirations, j'abaissai jusqu'à 34°, pouls à 72, respiration, 1[illegible]; enfin à 33° mon pouls resta invariablement à 54, et la respiration à 16, jusqu'à la fin du bain.

Quatrième expérience. Le 25 juin, bain à 38°, chaleur vive, un quart d'heure après, battements violents des carotides, congestion cérébrale, pouls plein, 110 pulsations. J'élève le bain à 40°, alors la gène augmente, et le pouls moins développé, mais plus dur, s'élève à 115. Je ne pus rester que cinq minutes à cette température, je rameuai le bain à 33° et à 32°; dix minutes après mon pouls était à 53-52.

Cinquième expérience. J'entre, dans le mois de juillet, dans un bain à 33°, mon pouls donne, dix minutes après, 54 pulsations. J'abaisse à 24 degrés; sensation de froid désagréable, le pouls est petit, serré, 110 à 112 pulsations; j'élève à 26°, la sensation est moins pénible cinq minutes après; le tremblement des muscles est moins prononcé, je compte 100 pulsations; à 28°, la température me semble d'abord supportable, mais cinq minutes après, j'ai 85 pulsations. Je ramène 32°, et dix minutes après et jusqu'à la fin du bain j'eus seulement 57 pulsations.

Sixième expérience. B... jeune homme de 30 ans, très vigoureux, d'un tempérament bilieux, se mit dans un bain de Labarthe, à 48°; cinq minutes après, il éprouvait, une forte congestion cérébrale, son pouls battait 120 fois. Il abaisse la température du bain successivement jusqu'à 19°, son pouls bat encore 120 fois par minute. Il l'a ramené à 34°, son pouls ne donne que 55 pulsations et se maintient à ce taux jusqu'à la fin du bain.

Septième expérience. Le pouls de M. P... après une attaque d'asthme. maladie qui l'affecte souvent et dont il est soulagé par les bains de Labarthe, de 85 à 90 pulsations ; je lui ai ordonné les bains à 33°; à cette température j'ai plusieurs fois compté son pouls qui ne donnait que 48, 49, 52 pulsations ; dans le calme parfait, il donne 66-68.

Huitième expérience. Un jeune homme de 28 à 30 ans, porteur d'une hypertrophie de cœur, etc. se baignait à Labarthe. Je lui ordonnai entre autres choses des bains à 33° ; quoiqu'il eut 90 et 95 pulsations avant le bain, on n'en comptait pendant le bain que 60.

Neuvième expérience. Un des mes amis, médecin habile, M. Soulé, qui faisait usage des bains de Labarthe, voulut contrôler, les expériences que j'avais faites. Voici le résumé de celles qu'il fit sur lui même, pendant une maladie chronique qui l'avait jetté dans l'anémie:

Pouls à 80, bain à 29° réaumur (37°); un quart d'heure après son entrée au bain, il compte 68, une heure et demi après, 65 pulsations : il n'a pas tenu compte du refroidissement, mais il dit que le temps était orageux ; c'était le premier juin.

Le 2 juin, pouls à 82, bain à 35°; une heure et demie après, 68 pulsations.

Le 3 juin, pouls à 78 avant le bain, température du bain 35°, au bout de trois quarts d'heure, 56 pulsations ; au bout d'une heure cinq minutes, 53, température 33°

Le 7 juin, bain à 37°, pouls à 70 ; au bout d'une heure 54 (il n'a pas noté la température à la fin du bain).

9 juin, température du bain 37°, 76 pulsations, une heure après 52 pulsations : la température a été oubliée à la fin du bain.

11 juin, température du bain 32°, une heure après 40 pulsations : même remarque que précédemment.

16 juin, température 34, une heure après 50 pulsations : même remarque.

D'après ces expériences et d'autres que j'ai variées à l'infini, il m'est permis d'avancer que les bains de Labarthe ont la propriété de faire descendre le pouls au dessous de l'état de calme parfait de douze et même de quinze pulsations. On voit d'après cela quel parti on peut tirer de cette propriété dans plusieurs cas de palpitations, intenses provenant, soit d'une affection nerveuse soit d'une lésion organique du cœur. En effet, dans une maladie fort grave de cet organe, j'ai obtenu d'excellents effets, et j'ai l'espoir que la propriété sédative de ces bains offrira à la thérapeutique une précieuse ressource, pour des maladies qui l'ont éloignée des établissements d'eaux minérales. Cette propriété sédative est si frappante et si précieuse, qu'il était naturel de chercher à l'obtenir par d'autres sortes de bains. J'ai expérimenté à cet effet les bains acides, les bains sulfureux naturels et artificiels, et dans quelques circonstances, j'ai vu le pouls descendre de trois ou quatre pulsations au dessous de l'état de calme parfait, mais jamais je n'ai obtenu une sédation comme avec les bains de Labarthe, et quoique mes expériences ne soient pas très nombreuses, je crois pouvoir affirmer qu'on n'obtiendra pas avec les bains artificiels et les bains thermaux des Pyrénées une sédation aussi prononcée qu'à Labarthe. C'est peut-être cette propriété sédative qui explique les cures que nous avons obtenues de maladies, contre lesquelles avaient échoué d'autres eaux minérales si justement rénommées. Je ne doute pas que mes observations ne soient confirmées par des recherches ultérieures; je le désire profondément dans l'intérêt de l'humanité. Moi-même j'espère en faire de nouvelles ; mais pour que l'on ne s'égare pas, je dirai que ce n'est pas à la chimie à donner la clef de ces phénomènes, mais bien à l'observation des expériences ont été faites sur un composé, sur un tout, expériences qui établissent l'influence des bains de Labarthe sur des individus à l'état de santé parfaite : je ne tiens pas compte du petit nombre de cas morbides que j'ai expérimentés ; de nouvelles expériences avec ce même composé, avec ce tout doivent être faites, à l'état morbide. Voilà la marche à suivre ; la chimie n'a rien à voir là dedans.

J'ai montré dans ces recherches que les auteurs qui ont examiné l'influence des bains sur la circulation et sur la respiration ont jusqu'ici donné un travail fort incomplet puisqu'ils ne se sont occupés que des bains simples ; que ce travail devient à peu près inutile, soit à cause de leur inexactitude et de leur négligence à s'entourer des précautions nécessaires pour obtenir des résultats rigoureux, soit parce qu'ils n'ont pas noté le refroidissement du bain pendant sa durée, soit encore à cause des conclusions vagues ou erronées auxquelles ils ont été conduits.

J'ai montré que la respiration et la circulation sous l'influence des bains étaient souvent en désacord, et que la respiration s'accélérait dans une proportion moindre que le pouls pour les hautes températures; que la sédation du pouls ne s'obtenait qu'à trois degrés environ au dessous de la température du sang, et qu'au dessous et au dessus de ce terme, le pouls s'accélère ordinairement, puisque les bains froids et les bains chauds produisent des effets semblables. Que le summum de ralentissement du pouls, avec les bains simples, correspond à l'état de calme parfait de la circulation ; enfin j'ai fait voir qu'avec les bains acides et sulfureux le summum de ralentissement est de trois ou quatre pulsations, au dessous de l'état de calme parfait, tandis qu'avec les bains de Labarthe ce ralentissement est de dix à quinze pulsations au dessous du calme parfait.

J'ai démontré d'ailleurs qu'aux températures autres que celles où ils sont sédatifs, tous les bains, sans exception, sont excitants. Enfin, on peut conclure de ce travail, que pour retirer des bains tous les avantages possibles, il faut apporter plus de soin dans leur administration, et diriger mieux qu'on ne l'a fait jusqu'ici l'emploi de la température.

2me PARTIE.

L'affection rhumatismale est la plus fréquente de toutes celles qui se présentent aux eaux minérales ; elle frappe surtout la classe du peuple qui est exposée à toutes les intempéries des saisons. Nos établissements thermaux sont encombrés de cette sorte de malades, qui promènent leurs maux d'un lieu à l'autre, trop souvent sans y trouver le remède qu'ils réclament. Loin de se livrer attentivement à l'examen des principes morbides qui compliquent si souvent cette cruelle maladie, on trouve plus commode de considérer les douleurs rhumatismales comme provenant de la même cause, ou entretenues par elle et de la combattre toujours par la même méthode de traitement. Quelle que soit la cause du rhumatisme, impression du froid, disparition d'une affection cutanée, suppression trop brusque d'un exutoire, d'un flux hémorrhoïdal ou des menstrues, abus des liqueurs spiritueuses, suppression de la transpiration etc., sans s'inquiéter du tempérament, de l'âge du malade, de son idiosyncrasie, de l'état plus ou moins chronique, des complications de son affection, on l'envoie indifféremment aux eaux plus ou moins actives de Luchon, de Barèges, de Cadéac, de Bagnères de Bigorre, de Cauterets etc.; de là les insuccès et les mécomptes. C'est que la science des eaux minérales est encore à faire. Qui osera l'entreprendre, et qui pourra mener à fin cette œuvre difficile ? Qui débrouillera ce chaos ? Qui brisera la chaîne de la routine, et quel esprit puissant fera briller la lumière à la place de l'ombre épaisse qu'entretiennent les préjugés de l'ignorance ? Quel sera ce génie ? Il en faudra plus d'un pour recueillir des observations exactes, précises, non seulement sur la nature et la quantité des principes minéralisateurs des eaux, mais sur leurs effets physiologiques et thérapeutiques, la nature et la quantité de leurs principes : est-ce à dire pour cela qu'il faille se laisser aller exclusivement à des recherches chimiques et microscopiques, comme ce semble être aujourd'hui la tendance de beaucoup d'esprits ? Non certes, ceux qui s'opiniâtrent ainsi à la recherche d'infiniment petits, n'aboutissent guère, en réalité, qu'à d'infiniment petits résultats. Sans doute l'analyse des eaux est une chose qui peut servir comme point de départ pour les recherches thérapeutiques ; mais il ne faut pas se passionner pour les réactifs et le microscope, au point d'oublier le véritable sujet des études du médecin. Ce but que le médecin des eaux ne devrait pas perdre de vue, c'est de faire de bonnes observations médicales, qui sont, selon moi, bien autrement difficiles à faire que des évaporations, des combinaisons, et des pesées.

En parcourant les publications dont les eaux minérales sont le sujet, la raison est frappée d'une foule d'analogies et de différences d'effets aussi bizarres qu'inexplicables : ainsi telle source dont la composition chimique ne diffère pas de telle autre, produit des effets et des phénomènes très différents ; d'autres sources, au contraire, d'une composition et d'une nature fort diverses, guérissent les mêmes maladies. Comment expliquer tout cela? Faut-il avec certains esprits admettre dans les eaux des principes mystérieux, insaisissables, puissants, d'où dérivent leurs vertus, et loin d'approfondir les faits, inventer des merveilles, dire que chaque source a été créée pour une espèce particulière de maladies, pour un but tout spécial qui nous est révélé par l'habitude et par la tradition, et sur lequel la science n'a rien à nous apprendre? Ou bien faut-il avec les chimistes seuls, sans autres aides, chercher dans des différences ininfinitésimales l'explication des résultats qui nous étonnent. Là est le vice, là est la routine : on ne tient aucun compte, ou bien on en tient fort peu, de circonstances qui ont certainement une très grande influence sur les effets obtenus. Voyez plutôt : ici on prend des bains à 32° à 33° centigrades, là à 40° à 45°; dans tel établissement le bain donné chaque jour aux malades ne dure qu'une heure, une demie heure, un quart d'heure; dans tel autre, deux heures, quatre, cinq heures, et même en deux fois jusqu'à dix heures par jour. Ici on joint à ces moyens des douches, des bains de vapeurs, le message, l'eau en boisson. Là on ne prend pas d'eau à l'intérieur, on ne prend que des bains; ailleurs les bains ne sont qu'accessoires : ici les sources sont situées dans des régions très élevées, à plusieurs centaines de mètres au dessus du niveau de la mer, à l'extrémité des montagnes; là dans des vallées, dans des plaines très basses, et par conséquent au milieu d'une atmosphère beaucoup plus dense; ici le malade respire l'air pur de la campagne, là, l'air corrompu des villes. Joignez à cela la différente durée des traitements, les remèdes auxiliairement employés, la température des lieux, leur état de sécheresse ou d'humidité habituelle, la différence des saisons etc., et alors vous verrez que de problèmes il reste à résoudre pour avoir des données précises sur les eaux minérales. Si on avait étudié chaque source en appréciant ces diverses circonstances autant que possible, celles du moins qui sont les plus importantes, en recueillant de bonnes observations, on ne serait pas réduit à élever de vaines discussions sur des principes infiniment petits que nous envierait l'homéopathie, et à invoquer des causes imaginaires, qui semblent vouloir faire remonter la médecine à son enfance.

Lorsque je suis rentré des écoles, j'ai pris la résolution d'étudier les eaux de Labarthe avec le plus grand soin, en me servant de tous les moyens d'investigation propres à m'éclairer sur leurs propriétés, et sur leur influence dans l'état de santé et dans l'état maladif. Je pensais que des observations exactes et des expériences variées et précises seraient de quelque utilité, quand même je n'apporterais qu'une pierre pour bâtir cet édifice immense, tant de fois commencé et toujours réclamé, des eaux minérales.

Pour en revenir aux affections rhumatismales et goutteuses qui se tiennent souvent par la main, avouons franchement qu'il est insensé de les soumettre toutes au même traitement. Ce serait donc rendre un immense service que de spécifier dans quel cas il convient d'employer telle ou telle eau minérale ; c'est de cette manière qu'on pourra débrouiller le chaos.

Et d'abord, la source de Labarthe a-t-elle quelque propriété contre les affections goutteuses et rhumatismales? Dans quel cas faut-il les administrer , et quels résultats est-on en droit d'en attendre? Pour résoudre ces questions , il est nécessaire de rapporter quelques faits. Commençons par l'artrite goutteuse ou plutôt par la goutte , dénomination vulgaire et plus connue. Mais avant d'entrer dans cette matière , et pour qu'il ne reste aucun doute sur ma bonne foi , je dois prévenir que je me suis attaché surtout à recueillir les faits où l'eau de Labarthe m'a paru agir favorablement. Ce que j'ai dit d'ailleurs des autres eaux minérales que l'on emploie souvent comme une panacée universelle fait présumer qu'à Labarthe aussi il y a des cas d'insuccès. Sans entrer dans aucun détail à cet égard , je dirai qu'on n'en doit espérer que peu de résultats contre des affections cutanées très invétérées , à moins que le prurit ou la douleur ne soit le symptôme prédominant. Je ferai la même remarque , pour les affections rhumatismales qui ont laissé autour des articulations des nodosités qui réclament des eaux plus actives (*). Telle est la conviction que je me suis formée des faits qui se sont présentés à moi pendant six ou sept ans d'observations. Cependant cette opinion peut-être modifiée dans la suite , parce que cet-

(*) Si toutefois la douleur n'est pas le symptôme prédominant, car alors même l'eau de Labarthe peut être utile.

te sorte de malades n'ont pas prolongé suffisamment l'action des eaux, et qu'on ne peut espérer guérir en quelques jours des affections dont l'économie s'est fait une sorte d'habitude. Je ne crois pas qu'on le puisse avec les eaux les plus puissantes.

Artrite goutteuse

Baptiste Grenier de Héches, ex-percepteur, marié, 70 ans, fortement constitué, teint coloré, muscles bien dessinés, a fait habituellement un usage copieux d'aliments salés et autres, et de boissons alcooliques. Il ne s'est livré aux travaux de la campagne que fort rarement et n'a jamais été malade. Le 2 février 1838, douleur vive au gros orteil du pied gauche, survenue tout-à-coup pendant la nuit lorsqu'il se croyait guéri d'un léger embarras gastrique. Cette douleur peu violente revenait par accès peu prolongés et séparés par de longs intervalles, sans aucun symptôme de réaction. L'orteil était un peu tuméfié et légèrement rosé : d'autres articulations sont aussi affectées.

Diète, tisanne émolliente, sangsues, cataplasmes, telle fut ma prescription. Loin de s'y conformer, le malade se livre à sa passion habituelle pour les boissons alcooliques.

Le 7 février, la douleur de l'orteil disparait, mais des coliques violentes, atroces, tourmentent le malade. Je le trouve poussant des cris déchirants, la souffrance emprein-te sur tous les traits, se tordant dans son lit : le pouls à peu près dans l'état normal, 70 pulsations ; chaleur naturelle; langue large, recouverte d'un enduit jaunâtre, amer; pas de soif; nausées et vomissements de matières verdâtres ; constipation, météorisme, empâtement du ventre.

Un sinapisme mitigé sur le gros orteil, des lavements et des potions calmantes ne produisent aucun soulagement.

Le 8 février, même état; on ajoute à la prescription un grain d'émétique en lavage. La douleur revient au gros orteil; les coliques disparaissent après de nombreuses évacuations.

Quelques jours se passent dans des alternatives de coliques, de douleurs à l'orteil, puis d'autres articulations sont affectées et tour-à-tour l'abdomen. Ce malade était d'ailleurs incorrigible.

Au mois de juillet, il était encore en proie à une de ces attaques de coliques. Je l'envoyai aux eaux de Labarthe où il ne prit que sept à huit bains, en buvant une quantité considérable d'eau.

Dès le premier bain, les douleurs furent rappelées à toutes les articulations précédemment affectées, et surtout à l'orteil. Les coliques disparurent à la suite d'évacuations alvines abondantes. Enfin il revint totalement guéri, et depuis lors il n'a pas été malade, et même il jouit d'une santé peu ordinaire à son âge. Quatre années se sont écoulées depuis cette époque, et il n'est resté aucune trace de maladie au gros orteil, ni dans les autres petites articulations : les attaques de goutte ne sont plus revenues; mais je dois ajouter que mes admonestations sévères et bien plus encore les changements opérés dans sa fortune, l'ont forcé d'observer un régime tout différent et peu propre à entretenir la goutte.

Artrite goutteuse.

« C... de T... âgé de 74, vieillard encore très vigoureux; tempérament sanguin et fort a abusé des plaisirs de la table et de l'amour. Le malade ne nous donne pour tous renseignements antérieurs qu'une douleur dont il fut atteint, il y a 25 ans, à l'articulation du coude-pied gauche.

Le 18 juillet 1839, après avoir eu un peu de dérangement dans son état les jours précédents, il éprouva pendant la nuit une douleur violente au gros orteil du pied droit; il y avait rougeur, tuméfaction, chaleur; ces symptômes plus violents pendant la nuit s'étendaient jusqu'aux petites articulations voisines.

Après divers moyens tels que saignées générales, locales, bains narcotiques etc., l'affection prend une marche chronique et le malade se présente aux bains de Labarthe dans l'état suivant, au mois de septembre: douleur, rougeur, chaleur et tuméfaction du gros orteil; la douleur se fait aussi sentir à l'articulation coxo-fémorale du même côté où il existe une luxation spontanée avec racourcissement du membre. Le pouls est plein, large, 80 pulsations; point de bruits anormaux à la région du cœur; la respiration s'entend bien à droite, râle sous-crépitant à gauche, son parfaitement clair du même côté, toux habituelle, expectoration muqueuse, inappétence, constipation, langue blanchâtre.

Je conseillai une application de sangsues qu'on ne fit pas; une diète sévère, des bains peu prolongés, et l'eau en boisson, telle fut la médication à laquelle le malade voulut se soumettre et encore imparfaitement, puisqu'il ne prit pas d'eau à l'intérieur. Il éprouva durant le premier bain des douleurs atroces qui se prolongèrent presque tout le jour. Cependant la nuit fut bonne.

Le lendemain les bains sont suspendus; on permet un demi-bain le 6 septembre; cependant les douleurs s'exaspèrent encore; mais le 7 le calme est revenu; les mouvements, la marche sont plus faciles. Enfin ce malade se retira après avoir pris un purgatif ou deux, et neuf à dix bains, dans un état d'amélioration notable; quelques jours après il était entièrement guéri.

Le 22 avril 1840, il n'avait pas eu de nouvelles attaques et le gros orteil était parfaitement libre. La cure se soutient en 1843. »

Je regrette de ne pouvoir rapporter ici l'observation d'une dame de Castelnau, bien évidemment affectée de goutte, dont l'état grave a été si avantageusement modifié par les eaux de Labarthe. Il me manque quelques détails qui feraient un vide et qu'il me sera facile de me procurer plus tard.

Dans les deux observations qui vont suivre, les faits sont d'un autre ordre et ne parlent pas d'une manière aussi tranchée en ce qui concerne la nature de la maladie. Dans les deux premiers cas que je viens de rapporter j'ai suivi toutes les phases de la maladie ; dans les deux que je vais décrire, j'ai dû m'en rapporter au dire des malades, au moins en partie : je laisserai donc à de plus habiles que moi d'expliquer si l'affection de ces deux malades était purement rhumatismale, ou bien si elle tenait à la fois de la nature du rhumatisme et de la goutte. Certainement on trouve des cas de ce genre dans la pratique.

Artrite rhumatismale goutteuse eczema.

Jean-Louis Soubies, de Galan, aubergiste, 62 ans, cheveux noirs, teint coloré, peau brune, a été atteint, il y a 25 ans, d'une hydropisie générale.

Vers la fin de l'automne de 1837, ce malade, sans aucune cause connue, éprouva successivement des douleurs dans toutes les articulations, tant grandes que petites, avec chaleur, tuméfaction etc., ces douleurs s'exaspéraient vers la nuit et jettaient le malade dans de cruelles insomnies.

Au printemps suivant, il se rendit aux bains de Cazaux (Bagnères-de-Bigorre); la résolution dans quelques articulations sembla s'opérer, autant sous l'influence des bains et des douches que par l'effet de la belle saison. Mais les douleurs persistèrent.

Le 12 juillet 1839, je le trouvai dans l'état suivant : douleurs, concrétions, nodus dans presque toutes les articulations, mais surtout aux poignets, aux doigts et aux pieds; flexion des doigts impossible; démarche pénible, se faisant comme avec des membres formés d'une seule pièce; amaigrissement général, atrophie des muscles des jambes; peau luisante, rouge et écailleuse à la face dorsale des pieds et à la partie inférieure des jambes. Les fonctions de la digestion, de la circulation et de la respiration sont dans un état satisfaisant; les bruits du cœur sont normaux.

Les deux premiers bains exaspèrent les douleurs; dès le 3me bain les douleurs diminuent, par l'effet d'abondantes sueurs; les mouvements deviennent plus faciles, au point que le malade parvient à s'habiller sans aucun secours, chose qu'il n'avait pu faire depuis deux ans. Enfin après 20 bains et l'usage de l'eau en boisson, je le trouvai dans l'état suivant :

Les douleurs ne se font sentir que rarement et d'une manière vague; mouvements, démarche tellement faciles que le malade qui n'aurait pu faire cent pas avant l'usage des eaux, se sentait capable de faire une lieue sans éprouver aucune fatigue. Il peut aujourd'hui fléchir les doigts jusqu'à la face palmaire de la main; ses membres et le reste du corps ont pris un peu d'embonpoint; les concrétions et les nodus ont diminué de volume; l'excréma est guéri à l'un des pieds et très avantageusement modifié dans l'autre. Ce malade se proposait de revenir au mois de septembre, il n'a point reparu.

Artrite rhumatismale goutteuse

Bertrande Laporte de Serre de Bize, ménagère, 56 ans, peau blanche, teint vermeil, blonde, bien constituée, non menstruée depuis long-temps, depuis seize années jouissait habituellement d'une bonne santé. Vers l'époque de la cessation de ses menstrues, il y a dix ans, après un refroidissement, douleurs, rougeur, tuméfaction de plusieurs articulations, tant grandes que petites. On se borna à appliquer quelques sangsues et des vésicatoires. et plus tard elle a pris inutilement les eaux à Bagnères-de-Bigorre et de Luchon. Lorsqu'elle se présenta à moi, elle était dans l'état suivant :

Gêne, douleurs, nodus, concrétions taphacées et gélatineuses aux poignets, aux doigts, au coude-pied, aux orteils. La malade éprouve à l'articulation coxo-fémorale un rongement qui la prive de sommeil; les deux poignets sont presque enkilosés; fonctions assez bonnes, aucun bruit anormal dans le thorax.

C'est dans cet état qu'elle envoya chercher à Labarthe une cruche d'eau où elle baigna cinq fois ses pieds et ses mains. Depuis cette époque disparurent les rongements et les élancements qui l'avaient si long-temps tourmentée pour se fixer à l'articulation coxo-fémorale, où ils ont beaucoup diminué depuis qu'elle a pris huit bains. Les nodus ont aussi considérablement diminué de volume.

Ces faits me paraissent remarquables parce que les eaux de Bagnères-de-Bigorre et de Luchon n'ont pas amendé d'une manière notable l'état de ces deux malades. Chez le premier, les bains de Cazaux (à Bagnères) opèrent les résolutions dans quelques articulations, mais les douleurs persistent, et l'individu demeure dans un état très grave. Chez le second, ni le traitement antiphlogistique, ni les eaux excitantes de Bagnères, ni celles de Luchon, ne peuvent entraver la marche de la maladie ; il survient des enkiloses, et un grand dépérissement, faute de sommeil.

Ils sont encore remarquables parce qu'ils guérissent d'une manière différente. En effet, dans le premier cas les douleurs, s'exaspèrent d'abord, puis des sueurs copieuses se déclarent pendant le bain et cette maladie si longue et si cruelle disparait. Dans le second cas, de simples lotions amènent un amendement qui décide la malade à venir à Labarthe ; là elle obtint la cessation de ses douleurs et une diminution notable de phénomènes locaux. De ces deux faits, l'un au moins me parait à la fois de nature rhumatismale et goutteuse. Quoiqu'il en soit, ils peuvent servir de transition entre les faits que nous avons rapportés et ceux qui vont suivre ; on a dû remarquer que dans le second cas l'amendement survient sans qu'il se manifeste aucun phénomène critique, ce qu'on voit rarement pour cette affection à Labarthe.

Artrite rhumatismale.

Jean P. de Bazus, agriculteur, âgé de 55 ans, d'un tempérament nervoso-sanguin fut frappé de douleurs dans diverses articulations. Au mois d'octobre 1839, douleurs avec tuméfaction et rougeur au genou ; sa maladie persiste pendant quinze jours. Quelque temps après, l'articulation coxo-fémorale est envahie ; 12 bains simples ; toutes les articulations sont envahies successivement, malgré des saignées, la diète et tout l'appareil antiphlogistique.

Le 12 juillet 1840 le malade vint à Labarthe ; il était maigre, douleurs avec tuméfactions de plusieurs articulations, concrétions gélatiniformes autour des articulations des poignets, à la partie postérieure de l'articulation tibio-fémorale droite, soif, peu d'appétit, langue blanchâtre, rosée à la pointe et sur les bords ; respiration normale ; pouls plein. 80 pulsations ; pas de bruits anormaux à la région précordiale.

Il a ait pris à Labarthe, avant de me consulter, six bains frais sans éprouver aucun changement dans son état ; après un bain chaud ses douleurs s'exaspérèrent.

Le 18 juillet, douleurs moins vives, soulagement, sommeil pendant la nuit ; articulations moins tuméfiées.

Rentré chez lui quelques jours après, ses douleurs avaient totalement disparu. Cependant les concrétions persistant, ce malade impatient voulut, contrairement à mon avis, essayer des eaux de Baréges. La fièvre qu'il y contracta par leur usage intempestif, le força de rentrer chez lui, où je l'ai vu dans le même état qu'avant son voyage à Baréges, sans douleur, excepté à l'articulation fomoro-tibiale, vaquant a ses travaux et se promettant de revenir à Labarthe.

Il est en effet revenu l'année suivante, et quelques bains ont suffi pour faire disparaître entièrement et la douleur qui persistait à l'articulation du genou et l'engorgement aux articulations des poignets.

Il est impossible ici de révoquer en doute l'influence des bains de Labarthe. Les bains simples et les médications antiphlogistiques ont à peine modifié cette maladie qui prenait un caractère chronique. L'eau de Labarthe amène en peu de jours la cessation des douleurs ; le malade pressé d'en finir avec son affection, se rend à Baréges. Il y contracte la fièvre, et la douleur reparait au genou. A peine si les concrétions des poignets sont modifiées ; il revient à Labarthe pendant la saison suivante, et il y trouve une entière guérison. Ne pourrait-on pas conclure de cette observation et d'autres analogues que certaines idiosyncrasies, que certains tempéraments ne sauraient sans danger s'exposer à l'action trop excitante de certaines eaux minérales, et l'eau éminemment douce et peu excitante de Labarthe n'est-elle pas appelée à rendre quelques services dans ces cas, comme aussi dans ceux où la maladie n'a pas pris un caractère définitivement chronique?

Voici d'autres faits :

Artrite rhumatismale.

J. Pierre Fort, maréchal ferrant de Labarthe, tempérament bilioso-sanguin, âgé de 35 ans, a été atteint à diverses époques depuis son enfance, de douleurs avec rougeur et tuméfaction aux articulations du pied, des genoux, des bras ; ces douleurs ont été traitées par des bains de Cadéac et de Bagnères-de-Luchon. Aucun amendement n'est survenu à la suite de ces bains; bien plus, il revint plus malade de Bagnères-de-Luchon.

En 1836, l'articulation du coude et celle de l'épaule étaient tuméfiées, rouges et douloureuses, au point qu'il ne pouvait faire aucun usage de son bras droit. C'est à cette époque qu'il se baigna à Labarthe. Dix bains suffirent pour le guérir ; depuis cinq ans il n'a éprouvé aucune douleur. Il est vrai de dire qu'il prend des bains toutes les saisons à l'établissement de Labarthe.

Artrite rhumatismale.

Bertrand C. de Lombrés, agriculteur, 62 ans, peau brune, cheveux noirs, teint coloré, fut atteint il y a environ 40 ans d'une pleurésie.

Depuis trois ans, il éprouve des douleurs plus violentes la nuit, sans tuméfaction, ni chaleur; ces douleurs venues insensiblement s'accrurent tellement qu'il alla prendre des bains à l'hospice à Bagnères. Il n'en éprouva aucun soulagement.

Depuis trois mois elles ont envahi l'articulation tibio-fémorale gauche; il y a de la chaleur, de la rougeur surtout dans un point où le malade crut qu'il s'établirait de la suppuration; ces douleurs s'exaspèrent par le temps froid.

Les bains simples, de vapeurs aromatiques n'ont produit aucun amendement.

Après le second bain qu'il prit à Labarthe, sa douleur lacérante s'est dissipée, il a quitté le bâton sans lequel il ne pouvait marcher. Après le 8me bain il marchait, comme s'il n'avait jamais été malade. Cet homme porte les eaux de Labarthe jusqu'aux nues, tant l'effet qu'il en a éprouvé a été miraculeux.

Sans partager l'engouement de ce dernier malade, et en se défiant des préventions du premier qui est de Labarthe, on ne peut s'empêcher de remarquer que, dans ces deux cas, les eaux de Labarthe ont réussi au delà de toute espérance, lorsque celles de l'hospice à Bagnères-de-Bigorre, et de Cadéac, eaux éminemment actives et puissantes, avaient complètement échoué, de même que les bains simples,

7.

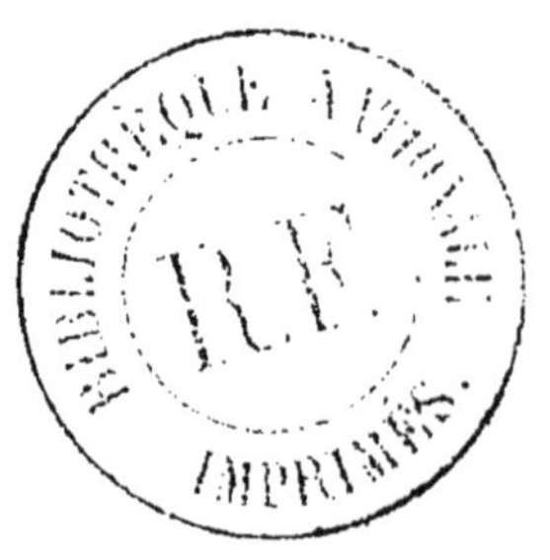

les bains de vapeurs et autres médications. Ces faits méritent d'autant plus de fixer l'attention des médecins, que les bains de ces divers établissements thermaux sont tous les jours employés sans discernement contre les affections rhumatismales, et que les eaux de Cadéac, étant celles de toutes les Pyrénées le plus abondamment fournies de composés hépatiques de souffre, et pouvant être dosées et employées, comme celles de Labarthe, à toutes les températures, selon les besoins du malade, puisqu'elles sont froides, ont encore été trop excitantes. Voici encore une autres observation qui vient à l'appui de ces idées:

Artrite rhumatismale.

Pierre-Augustin Casteran de Bizous, 58 ans, tempérament sanguin, fut atteint dès l'âge de huit ans de douleurs sans rougeur, ni tuméfaction aux articulations des genoux, de l'épaule et du coude. Il guérit à l'âge de seize ans sous l'influence des bains de la reine et de Prat (Bagnères-de-Bigorre).

30 ans après, il éprouve au genou droit, une douleur qui remonte jusqu'à l'articulation ileo-fémorale. C'est envain qu'il fait alors divers traitements antiphlogistiques, qu'il se rend pendant deux âns à Luchon et à Cadéac, la maladie marche; il survient une luxation spontanée et les douleurs continuent et même s'accroissent.

C'est dans ces circonstances qu'il prit à Labarthe quinze

bains qui lui rendirent le repos, le calme et le sommeil qu'il avait perdus pendant deux ans. Depuis lors ce malade n'a plus souffert; mais il vient tous les ans prendre quelques bains, pour prévenir le retour de sa cruelle maladie.

En voyant les effets prodigieusement rapides que les eaux de Labarthe produisirent sur ce malade, je me demandai si j'avais bien réellement eu affaire à une affection goutteuse. C'était le premier cas de ce genre que je voyais aux eaux; mais comme j'avais assisté au début de cette maladie, qu'elle était caractérisée d'une manière évidente par cette première attaque survenue pendant la nuit, que les causes n'étaient pas douteuses, que les symptômes étaient évidents et palpables, qu'elle avait alterné avec une affection du tube digestif, je me crus et je me crois encore fort du diagnostic que j'avais établi. En effet, les preuves tirées de la structure anatomique de l'appareil digestif, celles que la raison peut déduire d'un grand nombre d'analogies et de la comparaison de faits multipliés et d'observations qui, par leur ensemble, forment, pris en masse, une preuve rigoureuse, les opinions de tous les temps et généralement admises par nos devanciers, enfin les faits que l'expérience nous apporte tous les jours et que nous apprécions par nous mêmes, ne laissent aucun doute dans l'esprit, et forcent le médecin le plus sévère à conclure qu'il existe des gastro-intérites goutteuses et des gastro-intérites rhumatismales. C'est donc bien réellement une affection de ce genre qui a été modifiée d'une manière si prompte, dans le cas qui nous occupe. A l'appui de cette manière de voir, viennent les phénomènes qui se sont manifestés pendant le premier bain, je veux dire la réapparition des douleurs à l'orteil et les évacuations critiques qui en furent la suite. Ce n'est donc pas trop se hasarder que de dire que les eaux de Labarthe ont eu dans ce cas une action marquée.

Voici un second fait, où les dérangements du canal digestif se sont joints à l'affection articulaire, mais n'ont point alterné avec elle. La maladie prenait une marche chronique, malgré les moyens employés pour la combattre, et n'aurait pas manqué de laisser des traces de son passage dans l'orteil affecté. Les bains seuls produisirent un effet des plus notables.

Première observation d'artrite rhumatismale.

Lay, Jeanne-Marie d'Escala, cuisinière âgée de 28 ans; fortement constituée, teint vermeil, un peu basané, chairs fermes, bien menstruée, jouit ordinairement d'une bonne santé.

Le 3 août, après un refroidissement, suppression de menstrues, douleurs dans les deux articulations tibio-tarsiennes, tuméfactions, chaleur, rougeur de ces mêmes articulations, fièvre très intense; toutes les articulations sont successivement envahies; enfin la malade est en proie à une affection rhumatismale des plus graves, qui empêche de la remuer et même de la toucher dans son lit. Le

23 août, après une diète sévère, des saignées, des bains, l'émétique en lavage, elle se trouve peu soulagée; néanmoins gène, douleur, gonflement de presque toutes les articulations; cependant les saignées ont paru diminuer les palpitations et la dyspnée dont elle se plaignait aussi au début; pouls peu développé; il bat 80 fois par minute. La percussion de la région précordiale n'apprend rien, on entend à l'auscultation du cœur, un bruit de froissement, un bruit de parchemin : les battements sont réguliers, pas de frémissement vibratoire. Respiration normale; inappétence, constipation. C'est dans cet état qui ne lui permettait pas d'exécuter un mouvement et qui la privait complètement de sommeil, qu'on la transporta aux eaux de Labarthe, le 23 août.

Un léger amendement de ses souffrances, le calme et le sommeil qu'elle obtint dans les deux nuits qui suivirent le premier bain, l'enhardirent à en tenter un second. Mais le second bain rappela l'insomnie, ranima les douleurs, tout en rendant les mouvements plus faciles et l'appétit meilleur. Le bruit de soufflet persiste, une amygdalite peu intense survient, et nous suspendons les bains jusqu'au 30 août.

30 août, 3me bain, appétit de plus en plus satisfaisant : après ce bain, le calme et le sommeil reparaissent, la fièvre tombe entièrement, le bruit de soufflet diminue de plus en plus.

Les bains sont continués avec beaucoup de précautions tous les deux jours, et seulement pendant une demie heure de peur d'exaspérer les douleurs, et après le 12e tous les symptômes avaient disparu : plus de gène, plus de tuméfaction dans les articulations. Le bruit de soufflet ou plutôt de parchemin a totalement disparu, les mouvements sont si faciles que la malade fait une demie lieue pour venir se baigner; il n'est resté aucune trace de cette maladie si grave.

Les phénomènes qui se manifestèrent pendant l'usage des eaux chez cette malade sont une diaphorèse assez copieuse, et la réapparition de ses menstrues, 45 jours après leur cessation. Pendant le bain le pouls tombait au dessous de l'état normal, à 55 pulsations.

En lisant cette observation qui a plus d'un point de contact avec la deuxième observation de goutte, rapportée plus haut, la première chose qui frappe l'esprit, c'est qu'on ait osé dans une maladie, pour ainsi dire à l'état aigu, donner des bains d'eau minérale, de quelques précautions qu'on ait entouré le malade. J'avouerai avec franchise que je n'ai qu'une très faible part à cette cure, puisque la malade vint d'elle-même essayer de ce moyen, parce que les remèdes que lui prescrivait son médecin, ne lui apportaient aucun soulagement. Je laissai faire, en surveillant attentivement les effets.

Les incrédules ou les détracteurs se hâteront de conclure que les eaux de Labarthe ont agi dans ces deux cas comme des bains simples. Il n'y a qu'une chose à répondre, c'est que précisément les deux malades, dont il est question, avaient pris des bains simples, sans en retirer aucun profit. On sait d'ailleurs, quels sont les effets des bains simples dans ces sortes d'affections, par la pratique de chaque jour. Si on ne le savait pas, il suffirait de lire les observations précédentes, et bon nombre d'autres que je me ferai un plaisir de communiquer, ou d'aller à un établissement thermal quelconque interroger sur ce fait les rhumatisants et les goutteux. On pourra se convaincre qu'ils n'ont aucune ou peu d'action contre ces affections. Ce n'est donc pas à la manière des bains simples qu'ont agi les eaux de Labarthe; je le dis hardiment, parce que je possède d'autres observations qui ne laissent, à cet égard, aucun doute dans mon esprit.

Comment donc expliquer leur action? Il me semble que cette propriété, presque constante, qu'ont ces eaux de raviver les douleurs et de les ramener pour ainsi dire à l'état aigu, ne permet pas de douter de leur action excitante. Mais cette propriété excitante, elles ne la possèdent pas de la même manière et au même degré que les eaux sulfureuses de Barèges, de Cadéac, de Bagnères-de-Luchon, et de Bagnères-de-Bigorre, puisqu'elles guérissent, lorsque celles-ci ont échoué et même dans des cas où il serait dangereux d'administrer les sources thermales actives dont nous venons de parler.

Nous voilà donc amenés à conclure que dans les affections rhumatismales les eaux de Labarthe ont une action toute spéciale, et c'est sur cette spécificité d'action, qu'on pouvait prévoir par leur analyse qui ne permet de les classer dans aucune catégorie d'eaux minérales connues, que j'appelle l'attention des hommes de l'art.

Je crois donc qu'on est autorisé à conclure des faits que l'on vient de lire et de beaucoup d'autres que je possède, que les eaux de Labarthe ne sont pas à dédaigner dans les affections de nature rhumatismale et goutteuse ; qu'elles sont appelées à rendre d'utiles services et à remplir peut être un vide dans la thérapeutique, dans les cas où l'artrite de quelque nature qu'elle soit, n'a pas encore pris un caractère décidément chronique ; lorsqu'il existe dans les articulations affectées une trop grande sensibilité, ou que le malade, éminemment nerveux, a à redouter de l'administration d'eaux minérales plus actives et plus excitantes, une réaction et des accidents du côté des voies digestives : c'est ce qui arrive tous les jours à Barèges, par exemple, et à cette occasion qu'il me soit permis de citer un cas de mono-artrite traumatique. Ce fait nous servira de transition pour des affections d'une autre nature et complètera tout ce que nous avons à dire de l'artrite en général.

Artrite traumatique et rhumatismale.

Jean Viguerie, tailleur d'habits, de Hèches, âgé de 41 ans, tempérament nervoso-sanguin, jouit habituellement d'une bonne santé.

Néanmoins, il y a environ quinze ans, il éprouva dans les articulations des genoux quelques douleurs qui ne l'empêchèrent pas de vaquer à ses occupations.

Le 17 décembre 1837, il fit une chute sur le genou gauche, et son médecin ordinaire se borna à y faire appliquer des cataplasmes. Le malade fit un séjour de deux mois au lit, et se rendit à la fin du carême aux eaux de Cadéac, d'où il revint sans aucun amendement. Il reprend alors l'usage des cataplasmes et des bains simples, et le 21 juin il se rend à Baréges. L'usage de ces eaux provoque après quelques jours une gastrite, tout en amenant la diminution du genou et même du volume de tout le membre. Cependant la douleur persiste et le membre prend une position fixe entre la demie-flexion et l'extension. En 1838, les eaux de Luchon n'apportent aucun changement dans son état.

Lorsqu'il se présenta à Labarthe, je trouvai ce malade dans l'état suivant : santé générale bonne, le genou mesuré n'offre pas de différence avec celui du côté droit ; les mouvements de flexion se font assez bien et presque sans douleur, ceux d'extension sont bornés et douloureux ; on ne trouva pas de corps étranger dans l'articulation; les mouvements de la rotule sont presque impossibles; c'est sur cet os que le malade fit la chute; c'est là que paraît être le siège du mal. La marche ne peut se faire sans béquilles, à cause de la douleur et de la faiblesse de la partie affectée.

Le sieur Viguerie me raconta qu'il vint prendre huit bains en 1838, à Labarthe, vers la fin de la saison, et que l'amendement qu'il avait remarqué à leur suite, l'avait décidé à revenir cette année, et il me pria de l'aider de mes conseils.

Je le soumis à l'action des bains que je fesais alterner avec quelques douches de vapeurs. Par ce moyen, la douleur augmenta au genou et se propagea jusqu'au pied. Le genou du côté droit ressentit aussi l'effet des douches de vapeur, car le malade y éprouva de la douleur. Peu à peu ces symptômes d'exacerbation se calmèrent, et le malade laissa ses béquilles à Labarthe. Il marcha quelques jours en s'appuyant sur un bâton, mais peu de temps après, il était complètement guéri.

L'action trop excitante des bains de Baréges, de Luchon, et de Cadéac, ne peut-être ici révoquée en doute. Ne serait-il pas possible que dans ce cas, comme dans beaucoup d'autres de rhumatismes, que je viens de citer, le système nerveux jouât le principal rôle? N'y a-t-il pas d'ailleurs des rhumatismes nerveux, c'est-à-dire, des affections rhumatismales s'attaquant à des idiosyncrasies dominées par l'elément nerveux? N'est-ce pas dans ces cas, plus nombreux qu'on ne pense, et dans d'autres qui s'en rapprochent, que l'eau de Labarthe peut, par ses propriétés sédatives, et pour ainsi dire, antispasmodiques, modifier l'état nerveux et amener ensuite par une douce excitation la résolution des articulations affectées?

La dernière observation où une cause traumatique avait déterminé les accidents, vient me rémomérer combien les eaux de Labarthe ont de puissance contre les affections de ce genre. Cette propriété s'est tellement répandue dans les contrées voisines, qu'il n'est pas aux environs de Labarthe d'individus, qui aient éprouvé des contusions ou des chûtes violentes, qui ne viennent leur demander leur guérison. Je me bornerai à citer un seul fait de ce genre.

Claverie Laurent, cantonnier, de Sentos, âgé de 53 ans, assez bien constitué, a été militaire. Il a contracté au milieu des camps des douleurs rhumatismales qui ont toujours cédé à l'action des eaux de Labarthe. En 1840, il tomba d'un échafaudage assez élevé, se fractura une côte, et malgré tous les moyens qu'il employa pour combattre une violente douleur de côté qui en fut la suite, il ne put s'en débarrasser qu'à Labarthe.

Au 21 août 1841, un accident de ce genre ramena ce malade. Cette fois-ci il était tombé sur ses pieds, et depuis environ un mois, malgré les saignées, les bains, les cataplasmes etc, l'une des articulations tibio-calanéennes était tuméfiée et douloureuse, au point que le malade ne pouvait appuyer son pied, ni même le laisser toucher sur le sol. La tuméfaction était considérable et remontait presque jusqu'au genou; on reconnaissait qu'il y avait eu rupture des ligaments, à des traces encore très visibles d'une énorme eckimose, répandue autour de l'articulation et remontant presque jusqu'au genou. Toute espèce de mouvements de l'articulation étaient très douloureux et impossibles.

Déjà le 25 août les mouvements sont plus faciles, l'engorgement a diminué, après quelques bains et des douches froides. Enfin l'état de ce malade s'améliore d'une manière si rapide, qu'après avoir pris quinze ou seize bains, il s'est retiré parfaitement guéri.

D. nerv: diverses, suites de la fi intermittente; N: Sciatiques.

Dupuy Dominique de Gaussan, agriculteur, âgé de soixante trois ans, et d'un tempérament sanguin, habite une contrée où règnent endémiquement les fièvres intermittentes.

A la suite d'un repas copieux, fait principalement avec de la morue, cet homme et cinq de ses compagnons, voir même le patron de la maison, sont pris de vomissements et de douleurs d'estomac, et d'autres symptômes que le malade décrit assez mal, à tel point qu'ils se croient empoisonnés. Ces accidents sont combattus par des remèdes appropriés, parmi lesquels le sulfate de quimine joue un grand rôle. Cependant ils se prolongent pendant quatre six, huit mois chez ces divers malades, qui sont jetés dans l'état le plus grave et le plus pénible par les douleurs atroces qu'ils éprouvent dans tous leurs membres et dans diverses parties du corps, et qui les relouent, pour ainsi dire dans leur lit. Cependant leurs souffrances diminuèrent peu à peu et permirent que deux de ces malades fussent transportés à Labarthe. Il fallait les habiller, les déshabiller les transporter au bain; l'un d'eux ne pouvait pas même pour manger se servir de ses mains, tant étaient violentes les douleurs qu'ils éprouvaient au moindre mouvement. Ils sont amaigris et presque dans le marasme; teint jaunâtre, livide, inappétence; dégoût, langue large blanchâtre à sa base, rosée sur les bords; la digestion s'opère laborieusement; le pouls est agité et le sommeil presque nul. Je n'aperçois aucune lésion de tissu dans les membres perclus; tout semble se passer dans le système nerveux. Les malades décrivent plusieurs nerfs en indiquant le trajet que parcourent leurs douleurs. Ces malheureux après tous les remèdes dont ils ont été abreuvés croient leur maladie incurable.

Ils firent exclusivement usage de l'eau en boissons et en bains, et le sieur Dupuy qui était dans le marasme, qui ne pouvait remuer, selon son expression, ni pied, ni patte, vit ses douleurs s'exaspérer, puis disparaître entièrement dans l'espace de 15 jours, et reprit sa force, son agilité et son embonpoint en très peu de temps, pendant son séjour aux eaux. Une année après, il nous raconte que sa guérison a été complète jusqu'au mois de mai. A cette époque, ayant été atteint de névralgie sciatique, il se hâte de prendre quelques bains à Labarthe et il est de nouveau reparti en état de parfaite santé.

Le sieur Pujos, de Gaussan, agriculteur, teint coloré, fibre sèche, muscles fortement dessinés, son compagnon, ne fut pas moins heureux que lui, ainsi que nous l'observâmes en 1840.

Une année plus tard, il vint nous confirmer sa guérison. Il ne lui restait plus qu'une légère douleur à la base du thorax et aux reins, dont il fut guéri promptement à Labarthe.

Je dois ajouter que le résultat que ces deux malades avaient obtenu des eaux de Labarthe décida les autres ouvriers qui avaient été frappés de la même maladie, à la même époque, à faire usage de nos eaux et qu'ils en obtinrent le plus heureux succès. M. Dubosc, médecin distingué de cette contrée, dans la maison duquel avait eu lieu le prétendu empoisonnement, vint lui-même se guérir à Labarthe, et me raconta que tous ces accidents avaient été provoqués, soit par la fièvre intermittente, soit par les moyens employés pour les combattre. Tous ces malades sont parfaitement guéris, quoique deux d'entr'eux fussent dans l'état le plus grave.

L'incertitude du diagnostic qui résultait pour moi des renseignements fournis par ces malades m'empêcha de porter mon attention sur le foie et sur la rate et de m'assurer en quel état se trouvaient ces deux organes. Je ne doute pas aujourd'hui que je n'y eusse trouvé un engorgement notable qui m'aurait donné la clef de tous les phénomènes que j'avais à combattre. Quoi qu'il en soit et pour mieux fixer l'attention sur ce point, je vais rapporter un fait qui ne laisse aucune incertitude dans l'esprit ; le voici :

Marie-Jeanne Ibos, de Galez, couturière, 30 ans, teint pâle, olivâtre, légèrement ictérique, tempérament frêle et nerveux, a été atteinte plusieurs fois de fièvre intermittente et maintenant elle a cette affection depuis deux mois. En effet, tous les jours elle est saisie par un froid aux pieds qui dure une heure, vient ensuite la chaleur, qui la prive de sommeil pendant la nuit ; le phénomène de la sueur manque ; mais dès le début de ces accès de fièvre quotidienne, la malade a été frappée de douleurs aux jambes, aux articulations fémoro-tibiales et à la région sacro-lombaire Ces douleurs au moment où je la vois pour la première fois sont telles qu'il faut la porter au bain et que les moindres mouvements pour marcher sont impossibles. A cet état, se joint de l'agitation fébrile, 1 0 pulsations, anorexie, soif, constipation opiniâtre, douleur à la pression de l'épigastre ; je puis constater au moyen de la palpitation et de la percussion que la rate et le foie sont hypertrophiés. Il faut noter que les menstrues n'ont pas paru depuis plus de deux mois.

Cette malade prit douze demi-bains. Ses douleurs augmentèrent dès les premiers, puis diminuèrent si bien qu'après le sixième, elle se rendit seule à l'établissement. Le sommeil et l'appétit revinrent, la fièvre ne reparut pas. Elle a sué abondamment à la suite d'un bain et depuis cette époque l'amendement est plus notable. La constipation est moindre, quoique l'eau qu'elle a prise en petite quantité n'ait pas purgé. Je dois noter ici la réapparition des règles pendant les bains.

Cette malade est revenue au mois de septembre; elle nous a raconté que son état s'était constamment amélioré, depuis qu'elle avait pris des bains à Labarthe. Elle était alors sans fièvre, et une quinzaine de bains suffirent pour la ramener entièrement à la santé.

Il faut noter que le sulfate de quinine et les autres remèdes qu'elle avait pris, avaient été impuissants à combattre sa maladie qui n'aurait pas tardé à se terminer d'une manière funeste. J'ai voulu m'assurer avant son départ de l'état de la rate et du foie, et il m'a été facile de constater, d'abord par le facies de la malade, et ensuite par la palpation et par la percussion que ces organes étaient revenus à l'état normal, ou du moins avaient considérablement diminué de volume.

Sans entrer dans l'explication des faits que je viens de rapporter, il est facile de s'apercevoir quel doit être l'embarras du médecin en présence d'affections rebelles à toute sorte de remèdes. Il serait donc fort heureux dans la pratique de trouver un moyen de combattre avec succès ces fièvres intermittentes tenaces, malheureusement trop fréquentes dans certains pays où elles règnent endémiquement et les accidents qui en sont la suite. Qu'on ne croie pas que je me fasse illusion et que j'attribue aux eaux de Labarthe une part plus large qu'elles ne doivent avoir dans cette circonstance. Je sais fort bien qu'il suffit de déplacer quelquefois un fiévreux et de le soustraire à l'influence du pays qu'il habite, pour le débarrasser de sa maladie, mais il faut bien avouer aussi que cela n'arrive pas constamment, surtout si on laisse le malade aux seuls efforts de la nature, et que dans les cas que nous avons rapportés plus haut, on peut sans être taxé d'exagération, faire une bonne part aux eaux de Labarthe. En effet, leur action se manifeste ici, comme dans les affections rhumatismales d'une manière évidente, soit par l'exacerbation des symptômes, soit par des sueurs. Je n'ai pas jugé convenable de rapporter avec détail l'observation de tous les malades de Gaussan, mais je dois à la vérité de dire que, chez tous, ces phénomènes critiques se sont présentés de manière à ne laisser aucun doute dans l'esprit. Je dois ajouter qu'il s'est offert à notre observation un grand nombre de malades de ce genre qui nous arrivent de contrées marécageuses où les fièvres intermittentes règnent endémiquement, et tous à l'exception d'un seul, ont éprouvé les effets salutaires des eaux. Ces effets étaient d'autant plus rapides que les malades se trouvaient plus profondement atteints de symptômes caractérisés par la douleur. Souvent dans ces cas, nous l'avouons franchement, nous étions embarrassés pour déterminer la nature de la maladie, tant les nuances entre une affection nerveuse et une affection rhumatismale étaient peu prononcées ! Mais en nous rappelant cet axiome des anciens : *Le froid est l'ennemi des nerfs*, que les malades, qui se présentaient à nous, habitaint des contrées marécageuses et étaient exposés aux vicissitudes atmosphériques, en voyant l'état profond de débilité où les avaient jettés, la durée et l'intensité de leurs maux, presque toujours nous avons pensé que nous avions à faire à des lésions du système nerveux. Cette conviction s'est raffermie de plus en plus à mesure que nous avancions dans nos recherches et que nous avons vu des affections nerveuses modifiées ou guéries par l'usage de nos eaux. Nous sommes arrivés à penser qu'elles agissaient principalement en modifiant, soit l'état nerveux primitif et constituant à lui seul toute la maladie, soit l'état nerveux qui vient s'ajouter comme élément aux affections chroniques. Pour expliquer plus clairement ma pensée, il est nécessaire d'entrer dans quelques explications à cet égard.

Il y a environ trente années, l'art de guérir a été violemment révolutionné ; beaucoup de maladies ont été détrônées et appelées du nom d'être fictifs, pour être reléguées dans la foule des syptômes de divers états pathologiques presque toujours locaux, lesquels devaient être à eux seuls le véritable point de mire du traitement. Dès lors, plus de spasmes essentiels, plus de vapeurs ni de maux de nerfs ; l'esprit de système est allé jusqu'à nier l'efficacité de médicaments dont on ne pouvait contester l'action ; puis cette négation ne prévalant pas contre l'expérience des siècles, on les a laissés tomber dans l'oubli ; on a essayé de prouver qu'il n'y avait pas lieu de s'occuper de ces médicaments ; depuis que la médecine moderne avait destitué les spasmes de leur rang de maladie primitive, et que le traitement devait être dirigé tout entier contre la lésion organique. Plus tard on a déclaré que les anti-spasmodiques étaient des remèdes excitants et incendiaires, et cette fois-ci avec quelque raison, du moins pour quelques uns d'entr'eux. Mais malheureusement la nature ne s'est pas contentée de cette commode simplification et les faits ont poussé promptement à la réaction qui s'opère sous nos yeux. Cela devait être, parce que ces affections, esquissées à grands traits sous l'empire d'impressions vierges par Hypocrate, et depuis par les écoles de Leyde et de Montpellier, ont été conservées à la science avec leur allure spéciale, et que plus nombreuses et plus envahissantes de nos jours, elles se sont accrues de tous les phénomènes que leur ajoutent incessamment la civilisation et les révolutions physiques et morales des peuples.

Aujourd'hui ces affections se trouvent jusques dans les campagnes les plus reculées; elles viennent compliquer et entraver la marche des autres maladies, et on pourrait dire comme Napoléon à l'occasion de la République Française : *aveugle est celui qui ne les voit pas.*

Je ne m'arrêterai donc pas, et ce n'est pas ici le lieu de démontrer qu'il y a des affections primitivement et purement nerveuses, qu'il y en a à plusieurs dégrés, tels que mobilité, vapeurs, spasmes, anxiétés viscérales, hystérie, convulsions etc ; je renvoie pour tout cela au traité thérapeutique et de matière médicale de M. le professeur Trousseau, traité dans lequel on trouvera les raisons les plus plausibles et les plus éloquemment lucides de les admettre. Je renvoie également au même ouvrage et à son traité de thérapeutique générale pour tout ce qui a rapport à l'état nerveux qui vient compliquer si souvent les affections chroniques. Voici entr'autres choses ce que dit cet habile et illustre médecin: « C'est dans les maladies chroniques et surtout apyrétiques, alors que l'organisme, réagissant à peine contre la cause morbide, se trouve à-peu-près dans les conditions où les spasmes l'affectent primitivement avec cette autre circonstance de plus que sa faiblesse relative le rend très-prédisposé; c'est dans ces maladies, disons-nous, que l'élément nerveux vient le plus souvent se jouer, et peut-être attaqué à côté de l'altération principale, sans que celle-ci soit dérangée dans son cours; car tel est le caractère essentiel de l'élément. »

D'un autre côté, Tissot dit: « Il n'est pas difficile de s'apercevoir, si les nerfs souffrent dans une maladie, mais il est très-souvent difficile de décider s'ils sont attaqués essentiellement, si la maladie est proprement nerveuse, ou s'ils ne sont qu'irrités par une cause qui leur est étrangère; dans ce dernier cas, il faut encore distinguer si l'on doit uniquement porter son attention sur la cause, ou si les nerfs sont assez irrités pour que l'on doive tenir compte de cet état d'irritation dans le traitement.» C'est ainsi que ces deux grands observateurs ont conçu la thérapeutique et ces paroles contiennent toute la doctrine des éléments. Pour moi j'adopte entièrement à ce sujet leurs idées dont l'expérience et la pratique m'ont démontré la vérité, et je dirai encore avec eux que le médecin doit tenir compte de l'état nerveux en tant que symptôme d'une affection qu'il a à combattre, et qu'en modifiant ce symptôme la maladie pourra quelquefois s'amender. C'est ainsi, par exemple, que les médicaments stupéfiants font cesser d'atroces douleurs, causées par un cancer, en faisant descendre l'organisme à un dégré moindre d'impressionabilité.

Qui oserait affirmer que plusieurs des faits que j'ai rapportés ne rentrent pas dans la catégorie de ceux admis par ces grands maîtres? qui pourrait soutenir que dans la dernière observation que j'ai rapportée, par exemple ; où les eaux indépendamment de l'action qu'elles ont sur le foie et sur la rate, ont emmené la cessation des douleurs, l'organisme de cette malade, d'ailleurs éminemment nerveuse, n'a pas été placé par l'effet des eaux dans des conditions telles qu'il a pu se guérir de lui-même ? Sera-t-on taxé de témérité ou de charlatanisme en faisant de pareilles hypothèses? Dans la première observation de Goutte que j'ai rapportée, et que Musgrave, Cullen et Barthez auraient traitée de goutte irrégulière et viscérale, les eaux de Labarthe n'ont-elles pas pallié les symptômes aussi bien et même mieux que n'auraient pu faire les anti-spasmodiques anti-goutteux, l'asa-fœtida, le camphre, le musc tant recommandés par ces grands médecins, qui se contentaient alors de changer la goutte irrégulière en goutte fixe? N'est-ce pas antispasmodiquement qu'elles ont agi ? Car, quoique je sois autorisé par bon nombre de faits à admettre qu'elles ont une action résolutive, je ne m'aveugle pas au point de croire qu'elles ont guéri la goutte. S'il en était ainsi, leur fortune serait assurée ; mais malheureusement on n'a pas trouvé et on ne trouvera que des remèdes hygiéniques pour combattre une maladie qui naît sous l'influence de causes telles que l'oisiveté, des mets trop succulents qui introduisent dans l'économie une surabondance de principes trop nutritifs. Il serait trop heureux seulement de trouver un moyen de conjurer pour un certain temps l'orage qui gronde sans cesse sur la tête des goutteux.

Pour revenir sur ce que nons disions de l'action des eaux de Labarthe sur le système nerveux, citons quelques faits. Nous prendrons d'abord ceux dans lesquels ce système est essentiellement et primitivement atteint ; puis viendront les observations où le système nerveux, en tant qu'élément, complique et dénature la maladie et peut être attaqué à côté de l'affection principale sans la déranger dans sa marche ou en la modifiant.

Hystérie convulsive.

Marguerite Dasque, de Tuzaguet, âgée de 42 ans, cheveux noirs, d'un tempérament sanguin et nerveux, encore bien menstruée, est sujette à des attaques de convulsions hystériques depuis un an. Ces attaques sont signalées par des cris précipités et caractérisées par des mouvements d'extension et de flexion alternatives des membres. J'ai vu la malade dans une de ces attaques, le premier jour de son arrivée ; sa tête était portée en arrière, sa face vultueuse, ses narines largement ouvertes ; plusieurs personnes avaient peine à la contenir; elle portait souvent la main à la région antérieure du cou, comme pour en écarter un obstacle. Elle resta environ une demi-heure dans cet état et puis elle tomba dans un coma profond, dont elle sortit en poussant des sanglots et en versant des pleurs. Depuis une année, ces attaques se renouvellent trois et quatre fois par semaine, à peu près comme nous venons de les décrire; pendant l'attaque la malade entend tout ce qui se passe autour d'elle; pas d'écume par la bouche, pas de lésion appréciable d'un organe quelconque

Des bains frais et deux verres d'eau par jour ont amené promptement un calme inespéré; pendant les quinze jours qu'elle a passés aux eaux, elle n'a pas vu se renouveler ses convulsions. Une fois seulement, dans le principe et pendant le bain, elle crut qu'elles allaient revenir, mais elle en fut quitte pour la peur. Cette femme ne s'est plus présentée à notre observation et il est à croire qu'elle a été parfaitement guérie.

Nota. Cette femme avait inutilement essayé de beaucoup de remèdes et pris des bains simples.

Il serait, je crois, difficile de trouver un cas d'hystérie au dernier dégré mieux caractérisé que celui que nous venons de rapporter. Certes ici l'état nerveux est bien essentiel et même des plus profonds. On aurait pu à la vérité, à cause de l'âge de la malade, soupçonner quelqu'affection de l'utérus; mais la menstruation se fait régulièrement, et la malade ne manifeste aucune souffrance dans les organes qui sont renfermés dans l'abdomen et dans le thorax, tout est dans l'ordre le plus normal; il n'y que les attaques, qui sont suspendues par l'usage des eaux, de telle manière qu'on peut croire à une guérison radicale. Cette personne qui habite une localité voisine de Labarthe n'aurait pas manqué d'y revenir, si elle n'était pas entièrement guérie; elle paraissait trop heureuse du résultat qu'elle avait obtenu, pour ne pas penser qu'elle serait revenue redemander à nos eaux le bien-être qu'elle obtint en si peu de jours.

Hystérie.

Bertrande Ricaud de Pinas, ménagère, 60 ans, tempérament nerveux, était sujette depuis longues années à des attaques d'hystérie caractérisées par la gène de la respiration, spasmes des membres, météorisme de l'abdomen, boule hystérique, céphalalgie etc. Ces attaques se renouvelaient plusieurs fois par semaine et tous les matins la céphalalgie ; elle ne perdait pas tout-à-fait connaissance, mais elle demeurait long-temps plongée dans un sommeil pénible.

Tous ces phénomènes et les attaques d'hystérie ont disparu pendant huit mois, à la suite d'onze bains pris à Labarthe. A cette époque revinrent les attaques et la céphalalgie. Elle revint au mois de septembre pour se baigner. La céphalalgie disparut de nouveau, après quatre bains, et cette femme n'eut aucune attaque pendant les 12 jours qu'elle passa à l'établissement; je ne l'ai pas revue depuis.

Spasmes, hystérie.

Dominiquette Sobies Conte, de Bize, méngère, 60 ans, fortement constituée, à la suite d'une maladie dont elle fut atteinte, il y a huit ans, éprouve tous les jours et même plusieurs fois par jour, des chaleurs étouffantes qui partent de l'épigastre, elle devient rouge alors et sa peau se couvre de sueur. Elle n'a point d'ailleurs de dérangement dans la digestion, ni dans les autres fonctions.

Quelques bains, et quelques verres d'eau en boisson ont suffi pour dissiper ces spasmes nerveux.

Je pourrais joindre à ces observations d'autres faits qui attestent l'efficacité des eaux de Labarthe, dans ces affections nerveuses essentielles que l'on a désigné par les dénominations de spasmes, vapeurs, maux de nerfs, passion histérique etc. Je me contenterai de rapporter le fait suivant qui me paraît d'autant plus concluant que la malade se trouvait dans des circonstances peu favorables pour la guérison.

Rose Lay de Burg, âgée de 28 ans, ménagère, tempérament bilioso-sanguin n'a pas été menstruée depuis 4 ans. En 1837, elle fut atteinte d'une maladie caractérisée par une violente douleur à l'épigastre, avec innapétence, peu de soif, gêne après le repas, éructations, borborygmes etc. Une boule hystérique partait de l'épigastre. La digestion se faisait bien d'ailleurs; rien de notable dans les autres fonctions. Les divers moyens de traitement employés échouèrent. Elle vint faire usage des eaux de Labarthe, qui triomphèrent de tous ces accidents. Les choses sont restées dans cet état pendant deux ans.

Le 8 juillet 1839, elle allaitait un jeune enfant. Alors à la gastralgie, et aux phénomènes énoncés ci-dessus s'étaient joints de la céphalalgie, des palpitations, des convulsions suivies de brisements dans les membres, et enfin une douleur au côté gauche, affectant tour-à-tour les côtes et l'os iliaque.

Cette malade prit neuf bains et se retira dans un état de santé parfaite, continuant toujours d'allaiter son enfant.

On ne peut dans les observations qui précèdent s'empêcher de reconnaître l'action antispasmodique des eaux de Labarthe. Est-ce à la glairine, est-ce à la petite quantité de sels, ou au fer, ou au gaz quelle contient, ou bien à la réunion de tous ces corps avec l'eau, qu'il faut faire honneur de cette propriété? Je me contente du fait sans l'expliquer.

Passons aux faits où l'élément nerveux semble masquer par sa prédominence tous les phénomènes d'une maladie chronique. Cette série d'observations, que je livre telles que je les ai recueillies, laissent beaucoup à désirer, quant à la précision du diagnostic. Il aurait fallu pour l'établir plus positivement pratiquer le toucher, par l'anus ou par les organes génitaux, et même y appliquer le spéculum, pour reconnaître l'état de la matrice. Quoiqu'il en soit, je regarde ce cas comme ayant trait à des affections de la matrice qui m'a paru plus ou moins malade; je suis autorisé à penser ainsi, parce que j'ai des faits récents, où j'ai constaté l'état de cet organe, et que je ne publie pas, précisément parce qu'ils sont récents, faits qui ont avec ceux-ci une analogie complète. On sait d'ailleurs toutes les sympathies que réveillent dans l'économie ces sortes d'affections, et si on connaît les travaux des médecins modernes et surtout ceux de M. Lisfranc, sur cette partie de la médecine, on pensera avec raison que ma manière de voir est fondée. D'ailleurs j'ai pu quelquefois parfaitement établir le diagnostic.

Engorgement, abaissement de la matrice et retroversion.

La femme S... d'Avezac, âgée de 35 ans, teint, cheveux noirs. tempérament sec et nerveux, éprouva à la suite de ses couches divers accidents.

Au mois de janvier 1838, je la trouvai dans son lit, en proie à des douleurs qu'elle éprouvait dans tous les membres et même dans toutes les parties de son corps. Ces douleurs sans tuméfaction, ni rougeur, s'exaspéraient parfois et surtout pendant la nuit. Douleurs, pesanteur aux reins, tiraillements dans les aines, inappétence, vomissements fréquents, douleur légère à la pression épigastrique, pas de soif, langue naturelle, constipation. Dans la poitrine tout paraît être à l'état normal et l'oscultation et la percussion n'apprennent rien. Le pouls est petit et donne 110 pulsations par minute, en outre, au rapport de M. Verdier, officier de santé de la localité, cette femme a des attaques d'hystérie tous les deux jours: tous ces accidents existaient depuis deux mois environ, et s'étaient déclarés à la suite des couches.

En pratiquant le toucher, il me fut très-facile de reconnaître qu'il y avait un prolapsus ou descente de la matrice, et une rétroversion. En outre, l'utérus était plus que doublé de volume, et n'offrait aucune sensibilité au toucher. Les loschies avaient cessé de couler depuis environ quinze jours et c'est surtout depuis cette époque que les accidens dont nous avons parlé s'étaient manifestés.

Un pessaire, le repos horizontal, des bains simples, toute la série des antispasmodiques et des narcotiques, sont impuissants pendant quatre mois, rien ne peut soulager cette malheureuse femme, ni diminuer la fréquence des attaques d'hystérie.

Au mois de mai, elle était dans un état de marasme effrayant; son pouls filiforme, battait 130 fois par minute, ses douleurs continuelles, mais plus violentes pendant la nuit, la privaient de sommeil depuis quatre ou cinq mois, lorsque je conseillai de la transporter à Labarthe. On suivit mes conseils; on la met péniblement dans le bain où ses douleurs s'exaspèrent, mais la nuit suivante, elle dort bien. Au deuxième bain, mêmes phénomènes, suivis d'un sommeil plus calme, et plus réparateur; enfin cette femme que la misère et la maladie avaient rongée pendant plusieurs mois, se sent renaître à Labarthe; dès le quatrième bain, elle peut se tenir debout, et douze jours ont suffi pour la ramener à un état de santé assez parfaite. Depuis lors elle a vaqué à ses occupations ordinaires; elle n'a plus eu d'attaques d'hystérie depuis le premier bain, et elle ne se plaint que d'un peu de gêne à la région lombaire, gêne qu'elle conservera toute sa vie; car elle doit être attribuée au prolapsus de la matrice, qui existe encore, comme je m'en suis convaincu par le toucher, mais à la vérité moins considérable, depuis que l'utérus a repris son volume ordinaire. Je dois noter que les menstrues revinrent le jour qu'elle partit de Labarthe et n'ont pas cessé de paraître régulièrement tous les mois.

Gastralgie, névralgie, âge de retour.

Marie-Anne D******, d'Izaux, âgée de 45 ans, fortement constituée, est mal menstruée depuis plusieurs mois; ses règles sont irrégulières, quelquefois trop abondantes et quelquefois pas assez.

Depuis quatre mois, elle éprouve à la région épigastrique une douleur, qui est calmée par l'ingestion des aliments, qui n'augmente pas par la pression et qu'elle compare à un bouchon qui l'étouffe en remontant vers l'œsophage; anorexie, langue et selles normales. Elle est affectée en outre de diverses douleurs qui semblent la sillonner, c'est son expression, de toutes parts, mais surtout dans le trajet du nerf cubibital. La malade ne peut s'aider du bras que très-difficilement. Les douleurs diverses dont nous avons parlé n'existent pas continuellement. C'est dans cet état que cette malade se présenta à nous le 12 octobre 1840, ayant perdu complètement le sommeil.

Cette femme ne prit que neuf bains, la douleur du bras disparut promptement pour envahir avec moins d'intensité la partie postérieure du thorax, l'appétit revint avec le sommeil et son état s'amenda si bien qu'elle revint à ses travaux rustiques. Depuis cette époque elle n'a plus vu reparaître aucun de ces symptômes, si fâcheux, qui accompagnent l'âge de retour : ses menstrues ne sont plus revenues.

Engorgement de l'utérus, phénomènes nerveux.

Aménorrhée.

Jeanne M***** de Byse, âgée de vingt ans, d'un tempérament sanguin et nerveux, a joui jusqu'à présent d'une bonne santé ; mais depuis trois mois que ses menstrues ont cessé de couler régulièrement, elle éprouve des coliques, des élancements vers l'hypogastre, le long du trajet des ligaments suspenseurs de l'utérus et à la partie supérieure des cuisses et des douleurs à la région lombaire. Cette faiblesse de *reins* augmente par l'exercice. Le sang des règles qui se montrent encore tous les mois est pâle, elles coulent à peine quelques heures et sont remplacées par des flueurs blanches très-abondantes.

Teint jaunâtre, maigreur, inappétence, tristesse, amour de la solitude, susceptibilité nerveuse ; dégoûts, palpitations, langue large avec papilles rouges sur les bords, selles normales. Les pressions, mêmes légères, exercées sur la région hypogastrique sont douloureuses. Tous ces phénomènes se sont développés à la suite d'une vive contrariété que la malade essuya à l'occasion d'un mariage.

La couleur pâle de la peau et des muqueuses et tous les symptômes dont je viens de parler me firent d'abord penser que cette jeune fille était chlorotique. Mais je dus bientôt renoncer à cette idée, parce que le stétoscope, appliqué à différentes reprises aux carotides, me donna toujours des signes négatifs et que la malade m'assura avoir pris des ferrugineux sans aucun succès.

Toute mon attention se porta alors vers les organes de la génération, et je soupçonnai une de ces maladies de l'utérus que M. Lisfranc a étudiées avec tant de talent Je demandai à pratiquer le toucher, mais je rencontrai une répugnance invincible, et alors il me fallut renoncer à établir un diagnostic positif.

Cette jeune fille a fait usage de l'eau de Labarthe à l'intérieur et à l'extérieur, en injections, en lavements froids et en bains, et dans l'espace de vingt jours, elle a obtenu un amendement des plus notables à son état. Les flueurs blanches ont cessé et tout ce cortège de spasmes qui la plongeaient dans la tristesse; la gaité, l'appétit sont revenus; le lumbago a diminué; elle n'éprouve plus d'élancements à l'hypogastre, en un mot tout faisait espérer à son départ une guérison prochaine. En 1841, c'est-à-dire une année après, je revis cette jeune fille parfaitement guérie, se livrant aux rudes travaux de la campagne. Elle me raconta que ses règles avaient reparu quelques jours après son départ de Labarthe, et que depuis cette époque elle s'est très bien portée.

Amménorrhée.

Menstruation laborieuse.

Epoque de la première menstruation.

Bernade B***** de Lorthet, âgée de 16 ans, d'une bonne constitution, à eu ses règles quatre fois seulement pendant deux jours et d'une manière irrégulière. Cette jeune personne qui est d'un tempérament nerveux et sanguin, a été souvent tourmentée par les prodrômes de la menstruation ; de là des maux d'estomac, des palpitations de l'inappétence, des phénomènes gastralgiques, de la douleur à l'hypogastre, dans les aînes, de la chaleur dans le bassin. Des bains de pieds, des fumigations sur l'utérus n'ont pas amené de soulagement; une saignée a jetté la malade dans un état d'anémie fâcheux pour cette jeune fille déjà affaiblie par une croissance trop rapide. En appliquant le stétoscope sur la carotide, on entend un léger bruit de diable, mais cette personne avait plutôt le teint anémique que chlorotique, et je pensai que j'avais à combattre un engorgement de l'utérus. On me refusa, malgré mes instances, de laisser pratiquer le toucher.

Je soumis la malade à l'eau en boisson, à des lavements et à des bains frais et à un régime substantiel. Le malaise, la douleur hypogastrique, les symptômes de la gastralgie se dissipèrent peu-à-peu.

Je la revis trois mois après; elle avait eu ses règles abondamment, et sans douleur, ce qui ne lui était plus arrivé.

Cependant dans le courant de l'année ou plutôt vers le commencement de la saison suivante, elle commit une imprudence ; ses règles se supprimèrent, et alors reparurent tous les symptômes dont nous avons parlé plus haut. Elle revint alors à Labarthe et après trois bains ses menstrues coulèrent abondamment, et peu de jours après la jeune fille jouit d'une santé qui ne s'est pas altérée depuis trois ans.

Gastralgie, Hystérie, Dysménorrhée.

Anne N**** de Lannemezan, âgée de 30 ans, couturière, d'un tempérament sanguin et fortement constituée, est menstruée, mais peu abondamment, depuis douze ans. Depuis cette époque, elle a des pertes blanches, et a éprouvé divers phénomènes qui semblent avoir atteint le système nerveux. Mais c'est surtout depuis quatre mois qu'elle éprouve à la région épigastrique des douleurs qui sont soulagées par la pression, par l'ingestion des aliments: à cela se joint de l'anorexie, une grande dépravation du goût, de la constipation; la langue est blanchâtre, il n'y a ni soif, ni nausées, ni vomissement. Ces symptômes s'exaspèrent par fois, et alors la malade éprouve la sensation d'une boule qui part de l'hypogastre, remonte jusqu'à l'œsophage et semble vouloir l'étouffer, elle a aussi des palpitations. Son ventre alors se ballone, et elle rend par la bouche une quantité énorme de gaz inodores, puis après quelques baillements et quelques éternuements, elle est soulagée. Ces attaques se reproduisant très-fréquemment, la malade s'est décidée à venir tenter à Labarthe une guérison qu'elle n'a pu obtenir d'une foule de moyens qu'elle a essayés. Je n'ai pu inspirer assez de confiance pour obtenir de pratiquer le toucher et pour remonter à la cause de sa maladie. Je me bornerai donc à noter l'effet des eaux sur les symptômes que j'ai décrits plus haut.

Le premier bain amena déjà un grand soulagement mais les jours suivants les symptômes de la gastralgie apparaissant, la malade se soulage par l'ingestion de l'eau de Labarthe dans son estomac et bientôt la constipation disparaît. Les flueurs blanches, durant la six premiers jours augmentèrent, mais peu-à-peu elles viennent à diminuer et dès lors cette jeune fille se sent renaître à la santé; son appétit revient, et elle ne ressent plus aucune douleur à la région épigastrique. Pendant tout le temps qu'elle a passé à Labarthe, c'est-à-dire pendant quinze jours, elle n'a pas eu d'attaque d'hystérie. Elle est partie se croyant parfaitement guérie.

Maladies de l'utérus.

Gastralgie, phénomènes nerveux, pertes blanches.

Marguerite Cazaux, de Bajordan, ménagère, âgée de 36 ans, maigre, brune, d'un tempérament bilioso-nerveux, est depuis quelques années peu abondamment menstruée, et jusqu'à cette époque elle a joui d'une bonne santé. Mais depuis quatre ans, elle éprouve à la région épigastrique une douleur, aigue, déchirante, qui revient par accès, diminue par la pression et par l'alimentation et jette par fois la malade dans un état d'angoisse et d'anxiété difficiles à dépeindre. C'est ordinairement le matin qu'elle souffre le plus, et la moindre cause, soit physique, soit morale, suffit pour rappeler, ou accroître la douleur. L'épigastre est soulevé par des battements violents. A cela se joignent du malaise, des palpitations, de la céphalalgie et des convulsions qui durent une heure et laissent après elles un sentiment de fatigue général. Du reste la langue est normale, la digestion se fait bien et l'état général de la malade est satisfaisant. L'oscultation et la percussion n'apprennent rien de plus. La malade nous déclare qu'elle a des pertes blanches assez abondantes depuis la même époque, mais elle ne consent point à me laisser pratiquer le toucher pour en reconnaître la cause. Elle éprouve un sentiment de faiblesse à la région lombaire.

C'est dans cet état qu'elle se présenta à nous au mois de septembre 1838. n'espérant point de terme à ses souffrances et plongée dans la tristesse et l'ennui.

Elle prit abondamment de l'eau dont l'ingestion dans son estomac calmait ses souffrances. Elle prit des bains tièdes, et pendant les quatre premiers, elle éprouva des phénomènes convulsifs qui se calmèrent promptement, au lieu de durer une heure comme cela arrivait fréquemment, dans l'espace de quinze jours. La leucorrhée disparut, la céphalalgie, et la douleur épigastrique diminuèrent; ainsi que tous les autres symptômes, et la malade se retira, se croyant parfaitement guérie. Je dois ajouter que l'eau de Labarthe la purgea copieusement.

Cet état d'amendement ou plutôt de guérison s'est maintenu pendant près de deux ans. Mais alors les mêmes phénomènes se sont reproduits et la malade s'est présentée de nouveau à notre observation avec tous les symptômes dont nous avons parlé plus haut. Elle a alors suivi nos conseils avec plus de persévérance et a obtenu des résultats plus satisfaisants; car elle se retira parfaitement guérie et probablement sa cure s'est maintenue, puisque depuis trois ans nous ne l'avons pas revue.

Hystérie, Gastralgie, Pertes blanches et rouges.

Jeanne D. d'Escala, maigre, pâle, nerveuse, trop abondament menstruée, a eu plusieurs fois la fièvre intermittente qui règne endémiquement dans les lieux qu'elle habite.

Mère de trois enfants, elle a été affectée aussi deux fois de métrite ou de métro-péritonite, à la suite de couches.

Aussi depuis environ huit ans éprouve-t-elle divers symptômes de maladie qui rendent l'existence de cette malheureuse femme très-difficile à supporter ; ainsi douleur épigastrique presque continuelle, accompagnée de battements qu'elle compare à la sensation que lui ferait éprouver une main de fer qui lui comprimerait cette partie; rongement au dos ; boule hystérique qui part de l'épigastre et remonte vers l'œsophage en l'étouffant ; toux sèche, survenant surtout dans les moments de ses paroxismes, accompagnée souvent de nausées ; céphalalgie intense, qui semble lui annoncer ses attaques d'hystérie ; anoréxie, selles normales, langue belle et normale ; elle n'a point de fièvre et l'auscultation et la percussion n'apprennent rien.

Au reste cette femme très abondament menstruée est de plus sujette à des pertes blanches très-copieuses qui la jettent dans un grand état de faiblesse, avec douleurs et rongements à la région lombaire. Je ne pus décider cette femme à se soumettre au toucher par le vagin qui aurait pu porter de grandes lumières dans le diagnostic.

Elle nous raconta que les eaux de Pinac à Bagnères et les eaux de Labarthe quelle a prises à diverses reprises, l'avaient soulagée, mais que les eaux de Labassère qu'elle a prises aussi plus tard, l'avaient guérie pendant un an.

Au moment où elle se présenta à mon observation en 1840, son état était tel que nous venons de le décrire:

Dans l'espace de vingt jours, elle prit une quinzaine de bains. Après les six premiers bains ses menstrues survinrent, quoiqu'elle ne fut point à l'époque de cet écoulement périodique, et ne durèrent que sept jours au lieu de dix ; elles diminuèrent aussi dans leur quantité ; la leucorrhée disparut en très peu de temps et pendant son séjour, elle n'eut aucune attaque d'hystérie. Enfin elle se retira complètement soulagée, comme l'année précédente, malgré les conseils que je lui donnai de continuer ses bains pendant plus long-temps.

Cette femme revient de temps en temps lorsqu'elle craint le retour de sa maladie et il lui suffit de prendre trois ou quatre bains pour calmer pour long-temps les craintes peut-être bien fondées qu'elle a de voir reparaître ses souffrances, quoique sa menstruation soit moins copieuse et que la leucorrhée n'ait pas reparu d'une manière sensible.

A voir la rapidité avec la quelle l'état nerveux a été modifié dans la plus grande partie des observations qu'on vient de lire, je dis qu'il est naturel d'admettre que les eaux ont agi à la manière des antispasmodiques, à la différence près que l'action s'est plus long-temps soutenue par les eaux, tandis qu'elle est plus fugitive par les antispasmodiques. Il est donc naturel de penser que leur action s'est manifestée principalement sur le système nerveux, qui est alors rentré dans l'ordre et a permis à l'économie, peut-être aussi à l'aide d'une autre manière d'agir des eaux, leur action résolutive, de réagir, de combattre avec avantage l'état local de l'organe qui réveillait tant de sympathies. Cette manière de voir me paraît d'autant plus fondée, qu'on sait la ténacité des affections de l'utérus passées à l'état chronique, et combien il faut être opiniâtre et persévérant dans les traitements que l'on emploie, et tout cela avec la chance de réussir bien rarement. Qu'on ne vienne pas dire que le diagnostic n'a pas été parfaitement établi et que partant il est impossible de tirer des conclusions des faits que je viens de rapporter. Quoique je n'ai pas constaté d'une manière précise l'état de la matrice, par le toucher, et par le spéculum, l'appareil des symptômes que j'ai rapportés dans la plupart de ces cas, ne permet pas de douter qu'elle ne fût plus ou moins malade. D'ailleurs dans la première des observations de cette série, j'ai pu constater l'état de cet organe, et j'ai trouvé un prolapsus qui a été pour moi le point de départ de tous les phénomènes nerveux qui avaient jetté cette malade dans un état si déplorable, que les bains simples et toute la série des antispasmodiques n'avaient pu l'amender. Le succès prodigieusement rapide obtenu à Labarthe, et la nature de la maladie, qui est incurable par tous les moyens connus jusqu'à ce jour, portent à penser que c'est le système nerveux qui a été modifié en tant qu'élément. En effet, il n'existe d'autre lésion appréciable que celle de la matrice, que les eaux de Labarthe n'ont certainement pas guérie, nous l'avons constaté plus tard. On est donc forcé d'admettre que c'est le système nerveux qui a été calmé dans cette circonstance. Sans doute j'admettrai, si l'on veut, que les bains ont pu pallier à la suite l'engorgement de l'utérus, comme auraient pu le faire les astringents, par exemple ; mais cela n'est arrivé qu'après leur action sédative. J'insiste sur cette action, et j'y reviens sans cesse, parce que je ne la trouve, dans aucune eau minérale, à un degré aussi prononcé et aussi frappant. Pour moi, dans tous les cas que je viens de rapporter, l'éréthisme du systême nerveux a été modifié par le fait des eaux ; les autres forces de l'économie ne se trouvant plus maîtrisées et domptées, tout est rentré dans l'ordre. Cette manière de voir explique jusqu'à un certain point, ce qui s'est passé dans des cas si divers qui n'ont presque d'autre analogie en tr'eux que l'exaspération du système nerveux. C'est ainsi que dans un cas la menstruation se régularise, dans un autre elle cesse pour ne plus revenir, enfin dans d'autres elle reprend son cours régulier et normal.

Maladies du cœur.

On a vu par les expériences que j'ai déjà rapportées que les eaux de Labarthe avaient la propriété de ralentir le mouvement circulatoire et de calmer l'agitation du cœur à un degré bien plus considérable que toutes les espèces de bains connus. Il était naturel de tirer parti de cette propriété dans les maladies du cœur. Les médecins ayant l'habitude d'éloigner cette sorte de malades des eaux minérales, j'ai eu peu d'occasions d'en voir à Labarthe, et dans les cas rares que j'ai observés, le défaut de temps ou l'avarice ont empêché un séjour suffisant aux eaux, en sorte qu'il ne m'est permis de tirer aucune conclusion des observations que j'ai faites à cet égard. Je puis affirmer néanmoins, qu'à la température que j'ai déjà indiquée, chez tous les malades affectés de palpitations, soit nerveuses, soit dépendantes d'une maladie organique du cœur, le ralentissement de la circulation au-dessous de l'état de calme parfait a été constamment obtenu.

Citons un fait :

Le 8 août 1839, S. R. de Lannemézan, 25 ans, bien constitué, jouissait habituellement d'une bonne santé, lorsque, il y a deux ans, il tomba dans un état tout-à-fait insolite; de laborieux et gai qu'il était, il devint paresseux et triste; sans cesse poursuivi d'hallucinations, de rêves affreux, de terreurs paniques, il a un penchant irrésistible pour imiter les mauvaises actions. On dirait qu'un démon le pousse et c'est à grand peine qu'il a la force de surmonter ses mauvaises idées et ce penchant qui le pousse au mâl. Il éprouve depuis cette époque une forte céphalalgie, des rongements aux reins et à toute la surface du corps, une céphalalgie très-intense, des éblouissements, des palpitations et de la dispnée.

En examinant la région précordiale, on la voit soulevée par des battements violents qui s'étendent jusqu'à l'épigastre et au côté du thorax, frémissement vibratoire, tintement métallique, bruit de soufflet; pouls très-fort, plein et vibrant, 90 pulsations; cœur mesuré par la percussion beaucoup plus volumineux qu'à l'état normal; inappétence, constipation, langue rouge sur les bords, ni soif, ni vomissements, douleur à la pression de l'épigastre, la respiration s'entend parfaite dans tous les points du thorax.

Une saignée, bains à 33°, un litre d'eau en boisson, telle fut la prescription que je fis le 8 août.

Quoique ce malade ne put supporter les bains qu'à 34° ou à 35°, je constatai que son pouls tombait pendant leur durée à 60 et à 62 pulsations.

Le 13 août, la céphalalgie, la douleur épigastrique ont diminué, le tintement métallique ne s'entend que par intervalles; le bruit de soufflet qui le remplace est moins étendu. Il a encore des étourdissements et des terreurs paniques.

Le 19, les terreurs continuent et les étourdissements aussi; les palpitations et la dispnée ont diminué; le tintement métallique est remplacé par un bruit un peu sourd; 70 pulsations seulement, sommeil plus calme, somme toute il y a un amendement notable.

Le 27 août, jour du départ de ce malade, l'amendement

se soutenait et tout porte à croire que, s'il avait continué plus long temps les mêmes moyens, il aurait retiré des eaux de Labarthe, si non sa guérison complète, du moins un soulagement qu'il avait inutilement cherché par d'autres remèdes.

Maladies de la peau.

Le prurit est certainement le symptôme le plus commun dans les maladies de la peau. On comprend facilement que cette exagération de la sensibilité se rencontre, comme phénomène secondaire, accessoire dans un grand nombre d'éruptions. Le prurit est en effet provoqué ou entretenu, tantôt par le travail d'élimination de l'épiderme altéré, comme on le voit à la période de desquamation des éruptions aigues et aussi dans le psoriasis, la lèpre vulgaire, le pityriasis, tantôt par le séjour de croûtes plus ou moins épaisses ou d'une humeur qui se concrète à la surface de la peau, comme dans l'eczema, et dans l'impétigo, etc.

Mais dans d'autres circonstances, le prurit existe indépendamment de ces conditions morbides, et alors c'est un symptôme spécial et dominant de la maladie. Dans ce cas, le prurit résulte plus du siége du mal que de circonstances accidentelles. C'est une lésion des papilles nerveuses. C'est ce que l'on remarque surtout dans l'urticaire et dans les éruptions papuleuses, le lichen et le prurigo. Alors il constitue souvent à lui seul la maladie toute entière, et cette maladie est si rebelle et si insupportable qu'elle fait le tourment du médecin et du malade.

Les eaux de Labarthe ont une propriété vraiment remarquable contre toute espèce de prurit. Il n'est pas de moyen plus facile et même plus prompt pour faire tomber les croûtes ou les squammes de l'impétigo et de l'eczema. Quelques bains suffisent pour nettoyer la peau la plus hideusement dartreuse et cela sans excitation aucune, mais bien au-contraire en imprimant au derme de la douceur et de la souplesse, comme si elles étaient revêtues du beaume le plus calmant. Mais c'est surtout contre ce prurit qui est le symptôme dominant de l'affection cutanée, contre ce prurit que j'appellerai essentiel que l'eau de Labarthe a plus de puissance. Citons quelques faits:

C. F. de Tibiran, âgée de 64 ans d'un tempérament nervoso-sanguin, a joui jusqu'à ce jour d'une bonne santé. Il y a environ trois ans, une démangeaison intollérable des parties génitales la mit dans un état très-grave. Elle perdit complètement le sommeil et malgré toutes les médications qu'on lui fit, elle tomba dans les fureurs de la nymphomanie. Elle vint alors à Labarthe où elle fut soulagée par des lotions et des bains dans l'espace de trois ou quatre jours. Un an après, elle vint encore se guérir momentanément à Labarthe. Mais n'ayant pas assez long-temps continué les bains, son affection s'est reproduite en 1840. Cette femme assez bien conservée pour son âge, s'est alors décidée à me consulter et à se laisser voir. J'ai pu constater à la partie interne des grandes lèvres des papules dont plusieurs étaient excoriées. Les trois premiers bains ont suffi pour calmer le prurit et ramener le sommeil. Après 25 jours cette malade est partie parfaitement guérie.

Une jeune fille, âgée de dix ans, des environs de Masseube, d'une constitution lymphatique, était en proie depuis plusieurs années à une affection dartreuse très-compliquée et très-intense qui couvrait tout son corps. Le prurigo, le sporiasis, l'ectima et peut-être d'autres formes de dartres se disputaient les régions de son corps. Cette malheureuse était continuellement à se déchirer la peau, à cause du prurit intolérable qui compliquait la maladie. Beaucoup de médications, beaucoup de bains très-renommés avaient été impuissants, je ne dirai pas à guérir, mais même à soulager, au rapport des parents de cette enfant.

Quelques bains de Labarthe firent tomber les squames, calmèrent le prurit et rendirent à la peau sa souplesse normale. Les parents de cette fille, la croyant guérie, voulaient la ramener chez eux au bout de dix jours. J'eus beaucoup de peine à les décider à la laisser encore un mois à Labarthe pour consolider une guérison si intéressante. Un an après ces bonnes gens m'envoyaient un exprès pour me témoigner leur reconnaissance et pour m'assurer que leur enfant était entièrement guérie. (1)

Je pourrais citer ici un grand nombre de dartres humides ou squameuses, qui ont été guéries à Labarthe. Qu'il me suffise de dire que dans tous les cas que j'ai vu guérir, le symptôme dominant était un prurit plus ou moins intense. Des lotions et des bains nettoyaient promptement la peau malade, et le prurit disparaissait; puis peu-à-peu celle-ci reprenait son élasticité et sa souplesse, à mesure que la sécrétion squameuse ou humide se tarissait, trop heureux quand l'avarice ou le défaut de temps n'empêchaient pas les malades d'obtenir une cure radicale.

(1) La maladie a reparu en 1844, deux ans après, mais avec moins d'intensité.

Dartre rongeante (lupus).

Hélène B. de Najac, département de l'Aveyron, âgée de quarante-six ans, est encore menstruée, mais trop abondamment depuis quelques années.

En 1828, cette personne qui nous paraît d'une bonne constitution, vit se former aux ailes du nez et sur le lobe, des boutons prurigineux qui bientôt s'excorièrent sous l'action des doigts; toute la surface du nez était rouge et sur les aîles on remarquait des squammes sous les quelles la peau était saignante et ulcérée.

Divers traitements, les antiphlogistiques, les sucs d'herbes, les eaux d'Ax, ont été impuissants contre cette maladie.

Le 12 juin 1838, une rougeur érypélateuse occupait toute l'étendue du nez, la peau rouge, luisante et indurée dans quelques points, offrait cet aspect sur les joues; quelques petites pustules à base indurée apparaissaient sur le nez, et à l'angle de l'œil droit. Les ailes du nez étaient ulcérées et recouvertes en quelques points de squammes jaunâtres peu épaisses. L'aile droite du nez plus profondément atteinte avait été rongée dans toute son épaisseur d'environ quatre ou cinq millimètres. Les pustules dont j'ai parlé me paraissaient appartenir à cette espèce de dartre que certains auteurs ont appelée impetigo. Ce qu'il y a de certain, c'est que la peau rouge dont j'ai parlé était évidemment hypertrophiée, parsemée de groupes de ces petites pustules et que les ailes du nez étaient profondement rongées. La maladie marchait depuis quelque temps avec une telle rapidité que la malade n'hésita pas à entreprendre un assez long voyage pour s'en débarrasser.

Je la soumis à l'usage des bains entiers et à des lotions fréquentes avec l'eau de Labarthe. Chaque fois qu'elle se baignait elle éprouvait des douleurs assez vives dans tous les points de la peau affectée. Le prurit incommode était diminué par les lotions. Elle prenait aussi un litre ou un litre et demi d'eau en boisson. Bientôt la rougeur diminua, les croûtes tombèrent et la cicatrisation commença à se former sur les aîles du nez. Le 1er juillet elle était presque complète. Je crus alors qu'il était bon de l'aider en cautérisant avec le nitrate acide de mercure. Cette cautérisation fut pratiquée deux ou trois fois et peu de jours après la cicatrice était complète, et toute la peau de la face avait repris sa souplesse et sa couleur normales.

Deux ou trois mois plus tard, une lettre de cette malade m'annonça que la cure se soutenait.

J'ai vu aussi à Labarthe une femme d'un âge avancé, cacochyme, affectée d'un pompholix diutinus depuis plusieurs mois. Des bulles et des excoriations bulleuses, accompagnées de douleurs vives se formaient depuis plusieurs mois dans diverses parties de son corps, lorsquelle vint à Labarthe. Je la vis alors dans un état que je jugeai fort grave, à cause de l'amaigrissement et de la faiblesse où l'avait jettée cette cruelle maladie.

Dès les premiers bains qu'elle prit, ses douleurs se calmèrent, les bulles ne se reproduisirent plus et dans moins de quinze jours cette femme, était revenue à un état de santé assez parfait.

Le zona et quelques autres affections herpétiques laissent après elles, où sont même quelquefois accompagnées de douleurs qui font le tourment du malade et contre lesquelles la thérapeutique offre peu de ressources. L'eau de Labarthe probablement rendra quelques services dans ces sortes de cas : plusieurs faits récents m'en donnent la certitude.

Un médecin vétérinaire très-distingué par ses talents et par ses connaissances, fut appelé pour extraire le fœtus d'une vâche, et forcé par suite d'introduire dans la matrice le bras jusqu'à l'épaule. Peu de jours après survint dans toute l'étendue du bras, qui avait été en contact avec les parties génitales, une affection de la peau, avec des douleurs atroces, qui jettèrent le malade dans un état nerveux très-grave et dans une insomnie complète.

Lorsque je vis ce malade pour la première fois, l'état de la peau avait été modifié par plusieurs bains de Labarthe. On voyait cependant encore quelques taches rouges, recouvertes de squammes plus ou moins épaisses. D'après les renseignements que je pris, on avait eu affaire à une affection bulleuse ou vésiculeuse. Il faisait peu d'attention à l'état de la peau; mais il ne pouvait assez louer les bains de Labarthe, à cause du calme qu'ils lui avaient procuré, et qu'il avait demandé en vain aux narcotiques et aux antispasmodiques et même à d'autres médications. Dès les premiers bains son sommeil était revenu : enfin au bout de peu de jours il fut entièrement guéri.

OBSERVATIONS.

Syphilides.

Mr B. de L. âgé de 30 ans, fortement constitué, d'un tempérament sanguin, est habituellement bien-portant. Cependant à la suite d'un coït impur, il fut atteint d'un blennorrhagie, avec ulcération au frein du pénis, et bubons consécutifs ulcérés. Soumis par son médecin habituel à un traitement composé de diverses tisannes et de la solution de sublimé, sa maladie, loin de diminuer, se compliqua d'une gastro-entérite sub-aigue, d'un paraphymosis et de végétations qui recouvraient, comme d'un énorme chapeau, toute la surface du gland.

C'est dans cet état, qu'après avoir calmé les premiers accidents, au moyen d'une saignée, de sangsues répétées et de toute la série des antiphlogistiques, je conseillaî à M. B. de se rendre aux eaux de Labarthe où je serais plus à portée pour le soigner. Toute espèce de remèdes furent suspendus, dans la crainte peut-être bien-fondée de rappeler les accidens à peine calmés de l'inflammation ds l'estomac et des intestins. M. B. se borna à prendre des bains, une ou deux verrées d'eau par jour, et à des lotions qu'il faisait fréquemment soit sur les bubons ulcérés, soit sur l'énorme champignon dont il a été question. Quel fut mon étonnement, lorsque je vis, après quelques bains, tomber et se réduire en poussière ces végétations que je croyais devoir enlever au moyen du bistouri ou des ciseaux! Après vingt bains l'écoulement de l'urètre se tarit complètement, les bubons tombèrent en résolution et se cicatrisèrent, en un mot tous les symptômes de cette syphilis si intense disparurent dans l'espace de 25 jours et le malade reprit l'embompoint et la vigueur qui lui sont naturels. Cette cure se maintient depuis plusieurs années.

A côté de ce fait déjà si remarquable, je placerai l'observation d'une jeune dame qui portait depuis plusieurs mois un écoulement spécifique du vagin et de l'urètre, avec des végétations qui avaient tellement fermé l'entrée du vagin qu'il était impossible d'explorer l'intérieur de cette cavité. Aucun traitement n'avait été fait, lorsqu'elle me consulta à Labarthe où elle était venue à tout hasard. Je la soumis à des lotions, à des bains et à des injections fréquentes et la malade eut la satisfaction de voir tomber ces végétations qui l'empêchaient de se livrer à l'acte le plus important du mariage et de voir cesser un écoulement qui, par son abondance, portait atteinte à sa santé déjà délicate, depuis quelques années.

J'ai vu guérir à Labarthe d'autres malades affectés de syphilis que des traitements spécifiques avaient jettés dans un état déplorable. Ce qui m'a le plus étonné dans ces cas c'est la rapidité de la cure.

Une jeune fille surtout fut guérie dans l'espace de douze jours de chancres, de bubons ulcérés et d'un écoulement du vagin.

Un autre malade, âgé d'environ 50 ans, était depuis plusieurs années en proie à des douleurs ostéocopes, avec ulcération de la gorge. Il portait sur son front une syphilide que les auteurs ont appelée *corona veneris*.

Les douleurs étaient si affreuses que depuis plusieurs mois, il n'avait pu goûter un instant les douceurs du sommeil. Les dix premiers bains ne parurent pas exercer d'influence sur cette affection invétérée. Cependant l'exaspération des symptômes m'indiquait de persister dans l'emploi des bains; peu-à-peu les douleurs se calmèrent et ce malade, si horriblement torturé, reprit avec le sommeil ses forces abattues; la syphilide et l'ulcération furent avantageusement modifiées et tout semblait annoncer une guérison complète lorsque des affaires pressantes forcèrent le malade de quitter Labarthe.

Ulcères syphilitiques.

Ambroise A. de B******, ancien militaire, 63 ans, tempérament sanguin, a été atteint de douleurs qu'il appelle rhumatismales, et d'une maladie de la peau qui a laissé des cicatrices blanchâtres, indélébiles dans toute l'étendue externe du membre droit inférieur. Cette maladie de la peau. les douleurs qui l'accompagnaient, une toux avec expectoration sanglante, tout cela est guéri en 1837 aux eaux de Labarthe, s'il faut en croire le malade.

Le 18 juillet 1839, je vis le malade dans l'état suivant: Tubercules livides, cuivrés, blanchâtres, à la partie postérieure de la jambe gauche; quelques-uns sont ulcérés, d'autres en plus grand nombre sont solides; ulcérations à fonds grisâtres, bords taillés à pic; la maladie, au rapport du malade, marche de haut en bas. Les ulcérations forment un cercle où la peau est rouge, livide, douloureuse; autour de ce cercle, on remarque les tubercules dont j'ai parlé. Même affection à peu de chose près à la partie interne du bras droit.

Cette affection s'est bornée peu-à-peu sous l'influence des bains, les douleurs ont disparu, les tubercules sont entrés en résolution, le cercle rouge dont j'ai parlé a disparu, le fonds des ulcérations s'est élevé peu-à-peu et la cicatrisation s'est opérée dans cette plaie énorme et hideuse. Le malade n'est resté que 25 jours, il n'a pas craché le sang comme la première fois et quoique la maladie n'eût pas totalement disparu, il était convaincu que son affection se dissiperait chez lui, comme cela avait déjà eu lieu un an auparavant.

J'ai voulu soumettre ce malade à un traitement spécifique pendant son séjour aux bains; il s'y est refusé, en niant toujours la cause. Cependant à son départ, il a réclamé lui-même ce traitement. Deux ans plus tard, j'ai appris que ce malade jouissait d'une bonne santé et que la cure obtenue à Labarthe se soutenait.

J'ai vu beaucoup de plaies anciennes et de diverse nature, avantageusement modifiées à Labarthe, de telle sorte qu'on pourrait attribuer à cette source la propriété appelée cicatrisante. Je ne rapporterai pas d'observations, mais je dirai que dans tous les cas où j'ai vu obtenir une cicatrisation parfaite, la douleur qui existait dans la plaie était d'abord calmée et bientôt après les chairs prenaient un meilleur aspect et la guérison ne tardait pas à venir.

J'aurais à parler encore de la Chlorose, des ophtalmies chroniques et de plusieurs autres maladies contre lesquelles l'eau de Labarthe a une propriété remarquable. La chlorose est si souvent compliquée de phénomènes nerveux, qu'il est aisé de comprendre, combien les eaux de Labarthe peuvent être utiles contr'elle, soit en modifiant l'état secondaire, soit en portant dans le torrent de la circulation le fer qu'elle contient. Mais j'en ai dit assez, et il sera facile de se faire une juste idée des propriétés de cette source, et par les faits que j'ai rapportés, de suppléer à ceux que je passe sous silence.

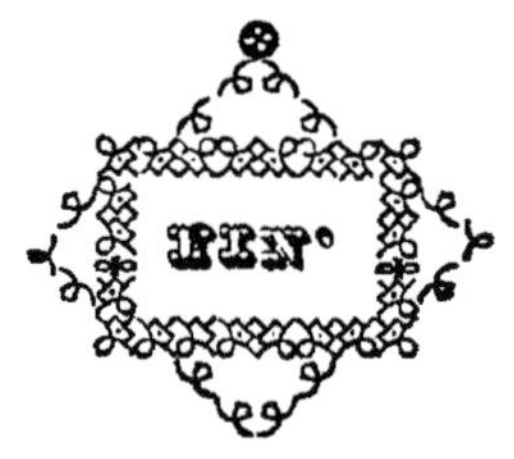

ERRATA.

Page 11 lisez : *sociaux* et non *soucieux*.
Page 12 lisez : *composition* et non *compositon*.
Page 15 lisez : *munificence* et non *magnificence*.
Page 18 lisez : *exubérance* et non *exubérane*.
Page 19 lisez : *clarbide* et non *claratide*.
Page 22 lisez : *ces enfants* et non *ses enfants*.
Page 23 lisez : *les Quatre Vallées* et non *quatre vallées*.
Page 24 lisez : *les Quatre Vallées* et non *quatre vallées*.
Page 27 lisez : *ou Barégine* et non *oubarégine*.
Page 28 lisez : *litre* et non *littre*.
Page 31 lisez : *conferves* et non *conserves*, *glaire*.
Page 54 lisez : *d'agir* et non *d'gir*.
Page 63 lisez : *au pouls* : : 15 : 64.
Page 64 lisez : *apprécier* et non *appréier*.
Page 68 lisez : *demi-attention* et non *demie attention*.
(On doit aussi retrancher l'*e* muet d'après *demi* aux pages : 70-71-72-73-77-79 85-101.
Page 66 lisez : *idiosyncrasie* et non *idiosynécrasie*.
Pages 68-76-105 lisez : *idiosyncrasie*.
Page 80 lisez : *pour des maladies que l'on a éloignées* et non *qui l'ont éloigné*.
Page 84 lisez : *les préjugés et l'ignorance* et non *les préjugés de l'ignrance*.
Page 91 lisez : *eczema* et non *excrema*.
Page 125 lisez : *aménorrhée* et non *amménorrhée*.

Saint-Gaudens — Imprimerie de J.-P.-S. ABADIE.

www.ingramcontent.com/pod-product-compliance
Ingram Content Group UK Ltd.
Pitfield, Milton Keynes, MK11 3LW, UK
UKHW021059200726
13857UKWH00003B/1008

9 782012 928480